AF568704

Andreas Goyert

Anthroposophische Medizin und die Prozesse im Stoffwechselsystem

Andreas Goyert

Anthroposophische Medizin und die Prozesse im Stoffwechselsystem

Verlag Freies Geistesleben

Dr. med. Andreas Goyert, geboren 1949, absolvierte nach dem Medizinstudium die Ausbildung zum Internisten und eine Weiterbildung in Psychosomatischer Medizin. Seit 1982 ist er in der Filderklinik tätig, von 1993 bis 2009 als Leitender Arzt der Inneren Abteilung. 2009 begann er mit dem Aufbau und der Leitung der Privatambulanz für Anthroposophische Medizin an der Filderklinik. Seine Arbeitsschwerpunkte sind Gastroenterologie, Onkologie und Anthroposophische Medizin. Daneben ist er auch als Dozent und Vortragsredner tätig. Mehr als drei Jahrzehnte hat Dr. med. Andreas Goyert neben seiner Tätigkeit als Internist auch Kurse und Fortbildungen im Rahmen der Ausbildungen von Ärzten und Heileurythmisten verantwortet. Er ist Autor der *Magen-Darm-Sprechstunde*, die im Verlag Urachhaus erschienen ist.

1. Auflage 2015

Verlag Freies Geistesleben
Landhausstraße 82, 70190 Stuttgart
Internet: www.geistesleben.com

ISBN 978-3-7725-2639-8

© 2015 Verlag Freies Geistesleben
& Urachhaus GmbH, Stuttgart
Umschlagmotiv: Detail aus *Hommage à Staël,* 2012,
von Christiane Woltmann.
Druck: GGP Media GmbH, Pößneck
Printed in Germany

Inhalt

Vorwort

Am Beginn meiner ärztlichen Tätigkeit hatte ich das anthroposophische Ärzteseminar an der Lukasklinik in Arlesheim in der Schweiz besucht. Richtungsweisend für meine zukünftige Arbeit waren dabei die Begegnungen mit Vertretern der Anthroposophischen Medizin, wie u. a. mit Ernst Marti, der in wunderbarer Weise die Welt des Ätherischen darstellte, oder mit Willem Daems, der die Gestalt des Paracelsus in einer Weise charakterisierte, die in mir ein besonderes Interesse für diesen großen Arzt am Ausgang des Mittelalters entfachte, sowie mit Friedrich Lorenz, der in seiner bescheidenen authentischen Art, mit von Ehrfurcht getragener Liebe zur Anthroposophischen Medizin, mich als jungen Arzt tief beeindruckte.

Nach meiner Ausbildung zum Internisten in einer gastroenterologisch ausgerichteten Klinik unter Prof. Klaus Heinkel, der der Anthroposophie gegenüber sehr aufgeschlossen war und mir ermöglichte, erste Erfahrungen in der Anthroposophischen Medizin zu sammeln, kam ich an die Filderklinik. Dort war ich zunächst als Assistenzarzt, dann als Oberarzt und schließlich über sechzehn Jahre als leitender Arzt tätig.

Mehr als dreißig Jahre hatte ich das Glück, zunächst in der Ausbildung zur Krankenpflege, dann in der Heileurythmieausbildung in Stuttgart und im Ärzteseminar, später Eugen-Kolisko-Akademie, Unterricht über das Stoffwechselsystem, insbesondere die Prozesse im Magen-Darm-Trakt, geben zu dürfen. Zusammen mit der Heileurythmieausbildung hatte ich über fünfundzwanzig Jahre in Stuttgart, jeweils dreimal im Jahr, eine Wochenendarbeit für Ärzte und Heileurythmisten verantwortet, wobei wir mehrmals kontinuierlich den *Heileurythmiekurs* und den parallel gehaltenen Ärztekurs *Geisteswissenschaftliche Gesichtspunkte zur Therapie* erarbeiteten und dabei die Heileurythmieübungen erlernten. Diese gemeinsame Arbeit, die vielfältigen Fragen, die entstanden, waren mir eine enorme Hilfe für die eigene Arbeit.

In der ständigen Wiederholung und neuen Erarbeitung dieses Themas, zusammen mit der wachsenden Erfahrung in der Behandlung der Patienten mit den verschiedenen Erkrankungen auf diesem Gebiet, bekam ich eine immer größere Gewissheit und Sicherheit darüber, wie wertvoll und bereichernd die anthroposophische Menschenkunde für das Verständnis der Stoffwechselvorgänge beim gesunden und auch beim kranken Menschen ist.

Versucht man die Anatomie und die bekannten Vorgänge der Physiologie und Pathophysiologie mit der anthroposophischen Menschenkunde zu durchdringen, so kommt man rasch zu der Erkenntnis, dass die Anthroposophische Medizin keine Ergänzung der naturwissenschaftlich orientierten Medizin in dem Sinne ist, dass sie geisteswissenschaftliche Erkenntnisse den naturwissenschaftlich gewonnenen hinzufügt, sondern man bekommt vielmehr ein Bewusstsein davon, dass diese Vorgänge und auch die Anatomie plötzlich in einem ganz anderen Licht erscheinen, das neue Perspektiven eröffnet und zu neuer und umfassenderer Beurteilung und Interpretation der bisherigen Erkenntnisse führt und im Hinblick auf die Behandlung von Krankheiten andere Konsequenzen fordert.

Die Vorgänge, die wir im Einzelnen im Studium und der weiteren ärztlichen Ausbildung kennengelernt haben, können in ein ganzheitliches Bild zusammengeführt werden, das den Menschen in seiner Beziehung zur Welt, zum Kosmos und zum Geistigen darstellt. Dadurch bekommen die Vorgänge der Ernährung und Verdauung einen weiterführenden, tieferen Sinn als die gemeinhin angenommene notwendige Energiezufuhr zum Leben.

Es zeigt sich, wie der Mensch in der Ernährung, der Auseinandersetzung mit der Welt, die Möglichkeit bekommt, sich selbst zu entwickeln. Der Verdauungsvorgang ist seinem Wesen nach ein ständiger Lernvorgang. Und auch das Immunsystem, das eng mit dem Verdauungstrakt verbunden ist, ist in Wirklichkeit kein Abwehrsystem, mit dem der Mensch sich gegenüber der Welt wehrt, sondern eine Art Schule, in der er die Welt kennenlernt.

Die jahrelange vertrauensvolle ärztliche Zusammenarbeit mit Dr. Jürgen Schürholz in der Filderklinik, wobei uns das Interesse für die Elementenlehre der Griechen besonders verband, sowie die Beschäftigung mit der Heileurythmie und hier insbesondere die über Jahre erfolgte regelmäßige Zusammenarbeit mit Nanna Wilkens, Ursula Ziegenbein und Ute Schmidt in der Heileurythmieausbildung und den Ärzte-Heileurythmie-Fortbildungen waren letztlich der Schlüssel, der mir das Tor und den Weg zu den in diesem Buch angeführten Erkenntnissen eröffnete und zeigte.

Das Buch möchte kein Lehrbuch sein. Vielmehr wird darin versucht, den Leser zu dem Denken der anthroposophischen Menschenkunde und Medizin hinzuführen. Insofern kann es gerade für junge, noch im Studium und in der Ausbildung befindliche Menschen eine Hilfe sein. Dabei ist das Buch vornehmlich für diejenigen Leser gedacht, die dem medizinischen Strom angeschlossen sind, wie Ärzte, Heileurythmisten, Kunsttherapeuten, Pflegende, Physiotherapeuten. Aber auch Leser, die sich für aus der anthroposophischen Menschenkunde beleuchtete Hintergründe zur Ernährung, dem Immunsystem und Verdauungsprozessen interessieren, können hier wertvolle Hinweise finden.

Filderstadt im April 2015 Dr. Andreas Goyert

I Die Anthroposophische Medizin im Strom der Medizingeschichte

Einleitung

Über neunzig Jahre sind seit dem ersten Vortragszyklus, den Rudolf Steiner 1920 vor Ärzten gehalten hat und mit dem die Anthroposophische Medizin als eine neue Medizin inauguriert wurde, vergangen. In dieser Zeit hat sich die Anthroposophische Medizin entwickelt, konnte sich verbreiten, bekannt machen und erreichte Aufmerksamkeit in der Öffentlichkeit.

In der gleichen Zeit aber konnten wir eine unglaubliche Entwicklung und einen Siegeszug der naturwissenschaftlich orientierten Medizin erleben, die lediglich ein halbes Jahrhundert zuvor ihren Anfang erlebte.

Grundlage und treibender Impuls dieser Entwicklung war dabei ein sich immer stärker am Materiellen ausrichtendes Denken, das die verschiedensten Bereiche der Naturwissenschaften prägte. Nicht zuletzt diese am Physischen orientierte Betrachtungsweise führte aber bei vielen Ärzten, die sich mit der Anthroposophie beschäftigt hatten, zu der Sorge, dass ein derartiges materielles Menschenbild dem Menschen, insbesondere in der Krankheitssituation, nicht gerecht werden könne. Und so wurden Fragen nach einer Medizin, die sich auf dem Boden der anthroposophischen Geisteswissenschaft am Menschen orientiert, gestellt, die von Rudolf Steiner aufgegriffen wurden und zu mehreren Vortragszyklen für Ärzte führten. Zudem verfasste Rudolf Steiner zusammen mit Dr. Ita Wegman das fundamentale Werk zur Anthroposophischen Medizin: *Grundlegendes für eine Erweiterung der Heilkunst.*[1]

Studium der Medizin auf Grundlage der anthroposophischen Menschenkunde

Im Rahmen eines Ärztekurses 1922 äußerte Rudolf Steiner:

«Wenn ich einrichten sollte ein medizinisches Studium für solche Menschen, welche unmittelbar an dieses Studium herankommen und dieses Studium im Verlaufe von einiger Zeit absolvieren wollen, so würde ich, nachdem die nötigen naturwissenschaftlichen Erkenntnisse erworben sind, beginnen müssen mit der Auseinandersetzung der verschiedenen menschlichen Funktionen. Ich würde beginnen müssen damit, in einer Art anatomisch-physiologischer Weise, die Verarbeitung der Nahrungsmittel vom Ptyalinisieren durch das Pepsinisieren zunächst zu verfolgen bis zur Aufnahme der Nahrungsmittel in das Blut, würde also dann, nachdem der gesamte Verdauungsakt besprochen ist im engeren Sinne, übergehen müssen zu der Besprechung des Herz-Lungen-Systems mit allem, was damit zusammenhängt. Ich würde dann zu besprechen haben alles dasjenige, was zum Nierensystem des Menschen gehört. Das Nierensystem müsste dann besprochen werden im Zusammenhang mit dem ganzen Nerven-Sinnes-Apparat, der gar nicht so, ich möchte sagen, durch heute anerkannte Erkenntnis mit dem Nierensystem zusammenhängt, und dann müsste besprochen werden das Leber-, Galle-, Milzsystem, und auf dem Wege dieses Kreislaufes würde man langsam einen Überblick bekommen über die Einrichtungen im menschlichen Organismus, so wie man sie braucht, um dasjenige aufzubauen, was durch anthroposophische Geisteswissenschaft nun eigentlich erst aufgebaut werden muss. Dann würde man auf Grundlage, ich möchte sagen, der Durchleuchtung der sinnlich-empirischen

Forschungsergebnisse, die so geordnet sein müssten, wie ich sie eben angegeben habe, zum Therapeutischen übergehen können.»[2]

Es ist interessant, dass auch Rudolf Steiner darauf hinweist, dass zunächst die nötigen naturwissenschaftlichen Erkenntnisse erworben sein müssen. Dann würde man in einer bestimmten Reihenfolge, beginnend mit dem Verdauungstrakt, die Organe und Körperfunktionen des Menschen zu studieren haben, wodurch die Grundlage geschaffen wird für die Entwicklung der Krankheitslehre und Therapie unter dem Gesichtspunkt der anthroposophischen Geisteswissenschaft. Nun führt Rudolf Steiner dies näher aus:

«Wenn wir die menschliche Organisation nun nehmen, anatomisch-physiologisch, dann können wir zunächst betrachten, welchen Weg das Nahrungsmittel nimmt, bis es an den Darmwandungen mit all den komplizierten Organen, die da sind, angelangt ist und aufgenommen wird in Lymph- und Blutwege. Also bis zur Aufnahme in Lymph- und Blutwege kann man zunächst, sagen wir, die Verdauung oder Ernährung im weitesten Sinne verfolgen. Wenn man sich zunächst auf dieses Gebiet beschränkt, dann kommt man mit dem, was man sich heute in der Naturwissenschaft aneignet durch eine allerdings nicht ganz mechanistische Betrachtungsweise, durchaus zurecht. Eine ganz mechanistische Anschauungsweise führt auch für dieses Gebiet eben nicht ganz zum Ziele, weil die Gesetzmäßigkeiten, die man äußerlich im Laboratorium beobachtet, und die man charakterisiert innerhalb der Naturwissenschaft als unorganische Gesetzmäßigkeiten, immerhin sich dann abspielen im Verdauungstrakt, also im lebendigen Organismus.»[3]

Im Bereich der Verdauungsvorgänge, wo die Nahrung durch

mechanische und chemische Prozesse aufgeschlossen und der eigenen Natur nach zerstört wird, da kommen wir also mit unserem heutigen Denken, das durch die Naturwissenschaften und deren Orientierung an dem physisch Messbaren geprägt ist, noch zurecht.

Soll nun die Medizin aber durch Geisteswissenschaft erweitert und dazu ein neues Studium der Medizin eingerichtet werden, so ist es zunächst notwendig die Studierenden dort abzuholen, wo sie stehen, d. h. das Studium da zu beginnen, wo die physischen Prozesse wirken und man mit dem heutigen Denken noch zurechtkommt. Deshalb empfiehlt Rudolf Steiner, ein Medizinstudium mit der Darstellung und Besprechung des Verdauungssystems zu beginnen.

Die Entwicklung der naturwissenschaftlich orientierten Medizin

Unsere heutige naturwissenschaftlich orientierte Medizin ist, gemessen an der Medizingeschichte, noch jung. Sie beginnt, mit der Person Rudolf Virchow verbunden, in der zweiten Hälfte des 19. Jahrhunderts in Erscheinung zu treten und entwickelt sich in der Folgezeit mit enormer Geschwindigkeit.

Rudolf Virchow

Mit Bewunderung und Anerkennung blicken wir heute auf das Lebenswerk Rudolf Virchows. Sein Interesse galt nicht nur der Medizin, die er revolutionierte, sondern all dem, was den Men-

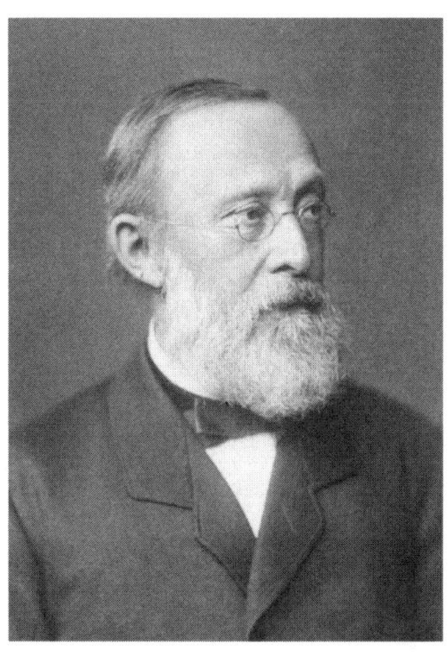

Abb. 1:
Rudolf Virchow (1821–1902)

schen im Hinblick auf seine Entwicklungsgeschichte wie auch das soziale Leben betraf. So befasste er sich mit Anthropologie, Archäologie und auch der Politik, wobei er als Reichstagsabgeordneter soziale Reformen aktiv vorantrieb und in dieser Funktion ein erbitterter Gegner von Bismarck war. Mehr als 2.000 wissenschaftliche Arbeiten wurden von ihm verfasst. In seinem Nachlass befinden sich etwa 20.000 Briefe mit über 2.200 Korrespondenzadressen. Dazu wurden von ihm über 20.000 Präparate angefertigt und mehr als 4.000 Schädel identifiziert und klassifiziert.[4] Dazu muss bedacht werden, dass dieser Mann noch als Abgeordneter unzählige Besprechungstermine wahrnehmen musste und als Professor Vorlesungen abzuhalten und Studenten zu betreuen hatte. So wird berichtet, dass mancher Student von dem Professor während der Kutschenfahrt von einem zum nächsten Termin belehrt und examiniert wurde.[5]

Die «Zellularpathologie»

Rudolf Virchow war fest davon überzeugt, dass sich die Gesetze der Natur, im Organischen wie im Anorganischen, in mechanischer Art und auf dem Weg der Kausalität und Notwendigkeit vollziehen. Grundlage aller Lebewesen sei die Zelle, die eine festgelegte Struktur habe und anatomisch darstellbar sei. In der Zelle sei der «Lebensherd», und damit müsse auch der Krankheitsherd in der Zelle gesucht und gefunden werden. Da die Organe und Zellen sichtbar und der Untersuchung zugänglich seien, müsse, so forderte Virchow, auch die Heilkunde auf drei Säulen basieren:

1. der Untersuchung des Kranken mit allen Hilfsmitteln der Physik und Chemie in der Klinik,
2. dem Experiment am Tierversuch,
3. dem Studium des Leichnams mit dem Skalpell, dem Mikroskop und dem Reagens.[6]

Mit diesen drei Säulen wurde die Medizin auf den Boden der Gesetzmäßigkeit des Physischen, des Sichtbaren, Messbaren, der Allgemeingültigkeit gestellt. Das individuelle Kranksein hatte hierin keinen Platz mehr. Vom individuellen kranken Menschen wurde die Medizin losgelöst und in die Allgemeingültigkeit der physischen Gesetzmäßigkeit überführt.

Da die Ursache der Krankheiten in der Zelle zu suchen und zu finden sei, nannte er folgerichtig die neue Krankheitslehre «Zellularpathologie», im Gegensatz zu der früheren «Humoralpathologie», die die Krankheitsursachen in einem Missverhältnis der Säfteströme im Organismus sah.

Diese revolutionäre Entwicklung der Medizin, die sich nun auf dem naturwissenschaftlichen Beobachten und Denken stützt, nannte Virchow «Vom Übergang aus dem philosophischen in das naturwissenschaftliche Zeitalter».[7]

Es ist eben schon bezeichnend und merkwürdig, dass diese auf der Naturwissenschaft basierende neue Medizin durch einen Pathologen, der sich mit dem Toten befasst, inauguriert wurde.

In dieser Zeit Rudolf Virchows, der zweiten Hälfte des 19. Jahrhunderts, zeugen viele andere bahnbrechende Entdeckungen von der exakten Beobachtung und Erforschung der Natur und dem sich immer stärker an der Naturwissenschaft orientierenden Denken. Beispielhaft seien hier genannt Gregor Mendel (1822–1884), der die Gesetzmäßigkeiten in der Vererbung erkannte und beschrieb, Charles Darwin (1809–1882), der in der von ihm begründeten Evolutionstheorie revolutionär die Entstehung der Arten in einem neuen Licht beschrieb, Louis Pasteur (1822–1895) und Robert Koch (1843–1910), die die Welt der Mikroben und Bakterien und deren Wirkungs- und auch Krankheitspotenziale entdeckten und beschrieben.

Immer deutlicher zeichnete sich ab, dass das naturwissenschaftliche Denken neue ungeahnte Möglichkeiten für die Medizin eröffnet. Der bekannte Arzt Bernhard von Naunyn (1839–1925) formulierte dies in seinem berühmten Hamlet-Zitat: «Die Medizin muss Wissenschaft sein, oder sie wird nicht sein.»[8]

In diese Zeit des sich ausbildenden naturwissenschaftlichen Denkens wird Rudolf Steiner (1861) hineingeboren. Als Zeitgenosse ist er mit diesem Denken vertraut. Er schätzt die Leistungen der Naturwissenschaft und korrespondiert mit den großen

Naturwissenschaftlern seiner Zeitepoche.[9] Selbst beschäftigt er sich allerdings intensiv mit Goethes naturwissenschaftlichen Schriften, die er im Zeitraum von 1884 bis 1897 herausgibt.

Heutige Medizin

Im weiteren Verlauf des 20. Jahrhunderts wurde die Entwicklung der Medizin durch die Naturwissenschaft und die Technik, die ja angewandte Naturwissenschaft ist, geprägt. Überall da zeigten sich enorme Erfolge, wo Technik angewandt werden konnte.

Wenn wir an die heutigen Möglichkeiten der Diagnostik, der chirurgischen Eingriffe oder der Intensivtherapie denken, so können wir diese als die großartigen Errungenschaften der naturwissenschaftlichen Medizin sehen.

Diese stürmische Entwicklung führte schließlich auch im letzten Drittel des 20. Jahrhunderts zu der Überzeugung, dass es sicherlich nur noch eine Frage der Zeit sein könne, bis die Krankheiten, auch die letzten großen Geiseln der Menschheit wie die Krebserkrankung, besiegt werden könnten. Gesundheit und Krankheit wurden dabei vornehmlich im Zusammenhang mit sozialen und finanziellen Verhältnissen gesehen.

Nur so ist zu verstehen, dass die Konferenz der Weltgesundheitsorganisation (WHO) am 10. September 1978 in Alma-Ata als Ziel der Weltgemeinschaft beschloss, für das Jahr 2000 das Motto «Gesundheit für alle im Jahr 2000» herauszugeben. Dabei ging man davon aus, dass die Regierungen ein funktionierendes Gesundheitssystem einrichten würden, das mit genügend finanziellen Mitteln auszustatten sei.[10]

Was daraus wurde, können wir nun wahrnehmen. Auch in

unserem Land mit einem sehr gut funktionierenden Gesundheitssystem sind wir weit von dem damaligen Ziel entfernt. Das Gesundheitssystem ist praktisch nicht mehr finanzierbar, und ganz neue Erkrankungen, die zu der damaligen Zeit völlig unbekannt waren, sind aufgetreten, und die chronischen Erkrankungen, wie auch insbesondere die psychischen Erkrankungen, nehmen in erschreckendem Maße zu.

Ungeachtet dieser ernüchternden Bilanz besteht aber in weiten Teilen der Naturwissenschaften und der an ihr orientierten Medizin weiterhin, oder entwickelt sich, geradezu ein neuer Wahn, durch Entschlüsselung der Gen-Information, durch Benützung der Stammzellenressourcen, durch die Möglichkeit des Klonens die Krankheiten zu besiegen.

Dem jetzigen Vorgehen wie auch den großen Errungenschaften der Naturwissenschaft und der Technik ist gemeinsam, dass der Erkenntnisgewinn und die Beeinflussungsmöglichkeit sich stets, entsprechend des naturwissenschaftlichen Ansatzes, auf das Messbare und die allgemeingültigen Gesetzmäßigkeiten bezog, während das Individuelle des einzelnen Menschen gerade ausgeklammert wurde. Dies ist ja auch die Grundlage der Statistiken; das Abbilden eines allgemeingültigen Bildes, indem das nicht Vergleichbare, eben das Individuelle, eliminiert wird. Man muss sich dabei nur bewusst sein, dass die statistische Aussage eben auch nur allgemein gilt und keine Aussage über das Individuelle erlaubt. Leider wird das immer wieder gerne vergessen.

In diesem 20. Jahrhundert, das den Menschen in dieser besonderen Weise ganz an die Materie geführt hat, ist nun durch Rudolf Steiner die Anthroposophie entwickelt und in die Menschheitsentwicklung hineingestellt worden. In den *Anthroposophischen Leitsätzen*, in denen das Wesen der Anthroposophie verdichtet dargestellt ist, heißt es im 1. Leitsatz:

«Anthroposophie ist ein Erkenntnisweg, der das Geistige im Menschenwesen zum Geistigen im Weltenall führen will.»[11]

Also in der Zeit, in der ein Bernhard von Naunyn die Zukunft der Medizin nur in der Wissenschaft sieht, in der der Anthropologe Vogt den Ausspruch «Das Gehirn produziert den Geist wie die Niere den Urin»[12] tätigt, in der Zeit, in der also der Mensch zunehmend mit dem Materiellen zusammen gesehen wird, wird die Anthroposophie entwickelt.

Die Geisteswissenschaft kann uns die Möglichkeit der Zusammenschau geben. Durch sie können wir erfahren, dass wir in einem Menschheitsentwicklungsprozess darinnen stehen, der sich kulturgeschichtlich offenbart, und können bestimmen, in welcher Phase dieses Entwicklungsprozesses wir uns in der heutigen Zeit befinden.

Die Entwicklung des Denkens

Betrachtet man die kulturgeschichtliche Entwicklung, so kann man sie als Ausdruck eines sich entwickelnden Denkens der Menschheit auffassen, das sich von der Orientierung auf das

Göttlich-Geistige, mit dem es sich zunächst als eins erlebte, zu einem Denken entwickelte, das seine Orientierung an der materiellen Welt sucht.

Die Leitsätze 103 bis 105 und 112 bis 113

In prägnanter, verdichteter Form beschreibt Rudolf Steiner dies in den Leitsätzen 103 bis 105:

> 103
>
> «In der Menschheits-Entwicklung steigt das Bewusstsein auf der Leiter der Gedanken-Entfaltung herab. Es gibt eine erste Bewusstseinsetappe: Da erlebt der Mensch die Gedanken im «Ich» als durchgeistigte, beseelte, belebte Wesen. Auf einer zweiten Etappe erlebt der Mensch die Gedanken im astralischen Leib; sie stellen da nurmehr die beseelten und belebten Abbilder der Geistwesen dar. Auf einer dritten Etappe erlebt der Mensch die Gedanken im Ätherleibe; sie stellen nur eine innere Regsamkeit wie einen Nachklang von Seelenhaftem dar. Auf der vierten, gegenwärtigen Etappe erlebt der Mensch die Gedanken im Physischen Leibe; sie stellen tote Schatten des Geistigen dar.»

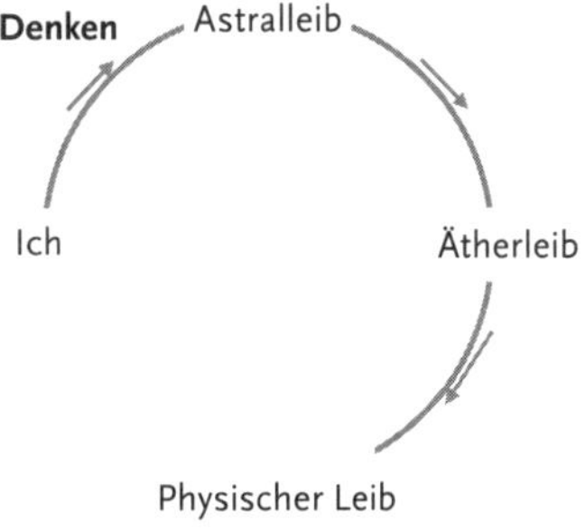

Abb. 2: Die Bewusstseinsetappen und das Erleben der Gedanken in den Wesensgliedern.

104
«In demselben Maße, in dem das Geistig-Seelisch-Lebendige im Menschendenken zurücktritt, lebt des Menschen Eigenwille auf; die Freiheit wird möglich.»

105
«Es ist Michaels Aufgabe, den Menschen auf den Bahnen des Willens dahin wieder zu führen, woher er gekommen ist, da er auf den Bahnen des Denkens von dem Erleben des Übersinnlichen zu dem des Sinnlichen mit seinem Erdenbewusstsein heruntergestiegen ist.»[13]

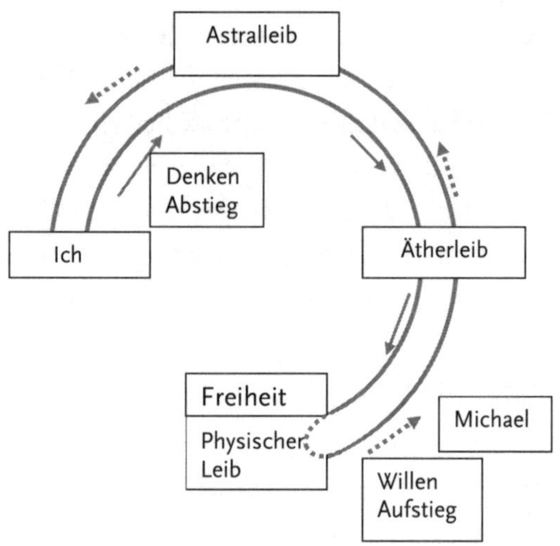

Abb. 3: Der Abstieg der Gedankenentfaltung durch die Wesensglieder und der Aufstieg auf den Bahnen des Willens, Michael folgend. Dazwischen die Freiheit.

In demselben Maße, wie sich durch diese Gedankenentwicklung das Bewusstsein und damit die Kulturfähigkeit der Menschen entfaltet und gewandelt hat, hat sich auch die Beziehung des Menschen zu dem Göttlich-Geistigen im Kosmos, das in der Weltentwicklung auf verschiedene Art zur Geltung kommt, gewandelt. Im späteren Leitsatz 112 heißt es:

> 112
> «Das Göttlich-Geistige kommt im Kosmos in den folgenden Etappen auf verschiedene Art zur Geltung:
> 1. durch seine ureigene W e s e n h e i t;
> 2. durch die O f f e n b a r u n g dieser Wesenheit;
> 3. durch die W i r k s a m k e i t, wenn die Wesenheit aus der Offenbarung sich zurückzieht;
> 4. durch das W e r k, wenn in dem erscheinenden Weltall das Göttliche nicht mehr ist, sondern nur dessen Formen.»

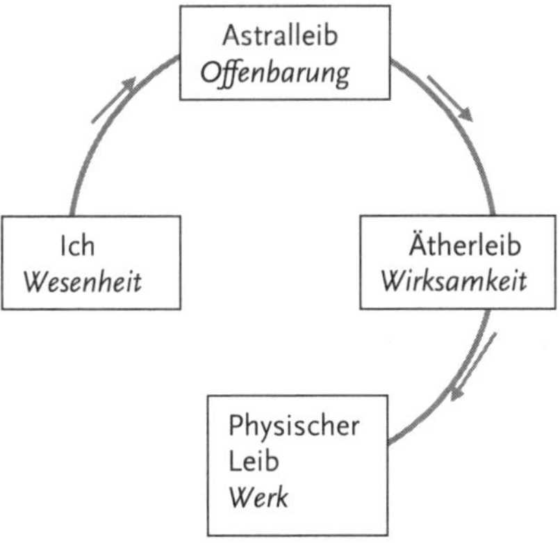

Abb. 4: Die Bewusstseinsetappen und das Erleben der Gedanken in den Wesensgliedern in Beziehung zu dem Göttlich-Geistigen im Kosmos.

Die Bewusstseinssituation unserer heutigen Zeit wird im Leitsatz 113 charakterisiert:

> «Der Mensch hat in der gegenwärtigen Naturanschauung nicht ein Verhältnis zu dem Göttlichen, sondern nur zu dessen Werk. Mit dem, was sich der menschlichen Seelenverfassung durch diese Anschauung mitteilt, kann man sich als Mensch sowohl mit den Christus-Mächten wie mit den ahrimanischen Gewalten zusammenschließen.»[14]

Wir sehen, der Mensch ist in seiner Gedankenentwicklung von dem Erleben des Übersinnlichen zu dem des Sinnlichen herabgestiegen. Er erlebt in der heutigen Zeit die Gedanken im Physischen Leibe. In diesem Denken, das die gegenwärtige Naturanschauung prägt, hat der Mensch nicht mehr ein Verhältnis zu dem Göttlichen, sondern nur noch zu dessen Werk. Es ist ein gewisser Entwicklungsweg, der sich gesetzmäßig vollzog und der als Herabstieg vom Übersinnlichen zum Sinnlichen bezeichnet wurde, zum Ende gekommen.

Ein neuer Entwicklungsweg muss beschritten werden, der aber nun in die andere Richtung vom Sinnlichen zum Übersinnlichen führt. Dieser neue Entwicklungsweg geht aber nicht von alleine, sondern muss von den einzelnen Menschen gewollt und bewusst beschritten werden.

Durch das Heruntersteigen vom Übersinnlichen zum Sinnlichen lebt des Menschen Eigenwille auf und die Freiheit wird erst möglich. In dieser Freiheit hat der Mensch nun die Möglichkeit, sich sowohl mit den Christusmächten wie mit den ahrimanischen Gewalten zusammenzuschließen. Sich mit den Christusmächten zusammenzuschließen heißt, Michael zu folgen, dessen Aufgabe es ist, den Menschen auf den Bahnen des

Willens wieder den Weg vom Sinnlichen zum Übersinnlichen zu führen.

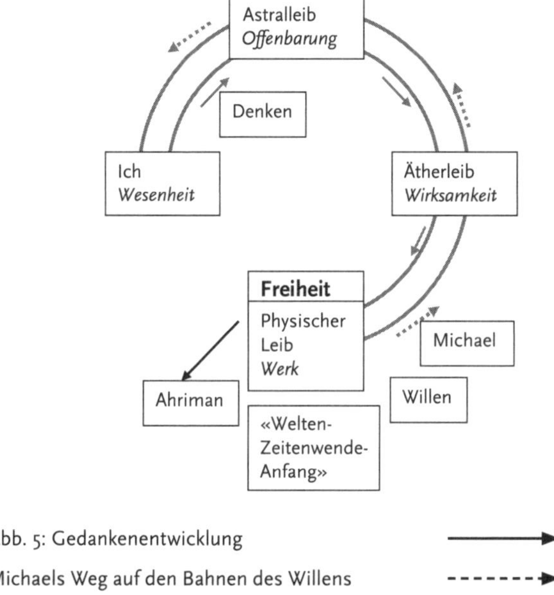

Abb. 5: Gedankenentwicklung ——→

Michaels Weg auf den Bahnen des Willens - - - - - - →

Unmissverständlich weist Rudolf Steiner darauf hin, dass wir in unserer heutigen Entwicklungsstufe auch die Möglichkeit haben, uns Ahriman anzuschließen. Dies würde bedeuten, dass die Bewusstseinsentwicklung am Physischen gefesselt und zur Unternatur, dem Maschinenartigen geführt würde. Diese Tendenzen können wir heute in der Diskussion um die Gentechnologie und das Klonen wahrnehmen. Wie Rudolf Steiner dies bereits in seiner Zeit voraussah, mag folgendes Zitat aus einem Vortrag vom 3.7.1921 in Dornach beleuchten:

«Und in der Tat, es bestehen heute schon, ohne dass es die Menschen wissen, in gewissen Untergründen, wo allerlei Gesellschaften nach solchen Dingen hinarbeiten, die Tendenzen, etwas Ähnliches herbeizuführen wie 869 auf dem Konzil von Konstantinopel, nämlich zu erklären: Der Mensch besteht nicht aus Leib und Seele, sondern der Mensch besteht aus dem Leib, und die Seele ist bloß etwas, was aus dem Leibe heraus sich entwickelt. Es ist daher unmöglich, den Menschen seelisch zu erziehen; man muss also ein Mittel, ein materielles Mittel finden, womit man den Menschen in einem gewissen Lebensalter impft, und dann wird er seine Talente ausbilden durch Impfung. – Diese Tendenz besteht durchaus. Sie liegt in der geraden Linie der ahrimanischen Entwicklung: nicht mehr Schulen zu gründen, um zu lehren, sondern mit gewissen Stoffen zu impfen. Man kann das nämlich. Es ist nicht so, als ob man es nicht könnte. Man kann es; aber man macht den Menschen zu einem Automaten. Man würde dasjenige riesig beschleunigen, was man sonst auf dem Wege des Gedankenzwanges, durch eine Erziehung, die auf Gedankenzwang hinarbeitet, erreicht. Es gibt schon durchaus Substanzen, die man gewinnen kann, wodurch der Mensch, wenn er z. B. mit sieben Jahren geimpft würde, sich die Volksschule gut ersparen könnte; er würde nämlich ein Gedankenautomat. Er würde außerordentlich gescheit werden, aber er würde kein Bewusstsein davon haben. Es würde so ablaufen, diese Gescheitheit. Aber was liegt vielen Menschen heute schon daran, ob der Mensch ein inneres Leben hat oder nicht, wenn er nur äußerlich herumläuft und das oder jenes tut! Diejenigen Menschen, die sich heute vorzugsweise der ahrimanischen Kultur ergeben – und die gibt es auch –, streben durchaus nach solchen Idealen hin. Schließlich, was könnte es denn Reizvolleres geben für eine Gesinnung, wie sie sich heute immer mehr verbreitet, als einen Impfstoff zu finden, statt sich mit den Kindern jahrelang abzuplagen! Man muss diese Dinge drastisch darstellen. Solange man sie nicht drastisch darstellt, merkt nämlich die Menschheit der Gegenwart nicht, zu welchen Zielen sie hinstrebt.»[15]

Und bereits vier Jahre früher weist Rudolf Steiner auf die Verbindung des Menschenwesens mit dem Maschinenwesen hin:

«Ich habe Sie aufmerksam darauf gemacht, dass der fünfte nachatlantische Zeitraum das Problem wird lösen müssen, wie menschliche Stimmungen, die Bewegung menschlicher Stimmungen sich in Wellenbewegung auf Maschinen übertragen lassen, wie der Mensch in Zusammenhang gebracht werden muss mit dem, was immer mechanischer und mechanischer werden muss. (...) An solchen Stellen ist der Wille dazu vorhanden, die Menschenkraft zusammenzuspannen mit Maschinenkraft. Diese Dinge dürfen nicht so behandelt werden, als ob man sie bekämpfen müsste. Das ist eine ganz falsche Anschauung. Diese Dinge werden nicht ausbleiben, sie werden kommen. Es handelt sich nur darum, ob sie im weltgeschichtlichen Verlaufe von solchen Menschen in Szene gesetzt werden, die mit den großen Zielen des Erdenwerdens in selbstloser Weise vertraut sind und zum Heil der Menschen diese Dinge formen, oder ob sie in Szene gesetzt werden von jenen Menschengruppen, die nur im egoistischen oder im gruppenegoistischen Sinne diese Dinge ausnützen. Darum handelt es sich. Nicht auf das Was kommt es in diesem Falle an, das Was kommt sicher; auf das Wie kommt es an, wie man die Dinge in Angriff nimmt. Denn das Was liegt einfach im Sinne der Erdenentwicklung. Die Zusammenschmiedung des Menschenwesens mit dem maschinellen Wesen, das wird für den Rest der Erdenentwicklung ein großes, bedeutsames Problem sein. (...) In unser Nervensystem hinein ersterben wir. – Diese Kräfte, diese ersterbenden Kräfte, sie werden immer mächtiger und mächtiger werden. Und es wird die Verbindung hergestellt werden zwischen den im Menschen ersterbenden Kräften, die verwandt sind mit elektrischen, magnetischen Kräften, und den äußeren Maschinenkräften. Der Mensch wird gewissermaßen seine Intentionen, seine Gedanken hinleiten können in die Maschinenkräfte.»[16]

Dies sprach Rudolf Steiner bereits 1917 und 1921 aus. Heute sind durchaus die ernst zu nehmenden Überlegungen da, neuronale Strukturen des Menschen mit Computern zu verbinden und somit eine Verbindung von Mensch und Maschine zu schaffen. Wir sehen, wie wir tatsächlich mitten in dem Wirken der ahrimanischen Mächte drinnen stehen, und die Medizin ist ein wesentlicher Teil hiervon.

«Welten-Zeitenwende-Anfang»

Sergej O. Prokofieff stellt an den Anfang seines Buches *Menschen mögen es hören, das Mysterium der Weihnachtstagung* die Aussage Rudolf Steiners:

«Diese Weihnachtstagung, die eine Weihenacht, ein Weihefest für uns sein soll für nicht nur einen Jahresanfang, sondern für einen *Welten-Zeitenwende-Anfang* [Hervorhebung durch den Autor], dem wir uns widmen wollen zu hingebungsvoller Pflege des geistigen Lebens.»[17]

Wenn wir auf die geschilderte Entwicklungsgeschichte schauen, so sehen wir, dass wir tatsächlich an diesem Wendepunkt stehen, an dem der Entwicklungsweg nun wieder aufwärts gehen muss. Wir sind am Anfang einer neuen Weltenzeit, und dasjenige, das uns diesen Weg weist, ist die Anthroposophie.

Durch sie können wir Michael auf den Bahnen des Willens folgen. In diesem Sinne ist auch der Beginn des ersten Leitsatzes zu verstehen: «Anthroposophie ist ein Erkenntnisweg, der das Geistige im Menschenwesen zum Geistigen im Weltenall führen möchte.»

Dies ist ein Entwicklungsprozess, den der Einzelne *wollen* muss (siehe Abb. 5).

Die Zeit und der Weg der in die materielle Welt herabsteigenden Bewusstseinsentwicklung sind zu Ende. Dies vollzog sich gesetzmäßig, ging von alleine, eine Freiheit bestand noch nicht. Jetzt hat der Mensch aber die Freiheit errungen und muss sich entscheiden. Er muss den weiteren Weg selbst gehen, aus seinem Ich heraus ergreifen.

Dies bedeutet aber auch, dass das Wirken der Anthroposophie, der Anthroposophischen Medizin, in die Welt über die Tat der einzelnen Menschen und nicht über Programme geht. Tragfähige Einrichtungen entstanden und entstehen durch Konstellationen von Menschen, die eine gemeinsame Aufgabe wollen und ergreifen.

Die Bewusstseinsetappen

Das Erleben der Gedanken im Ätherleib

Wenn wir nun auf den zukünftigen zunächst vor uns liegenden Entwicklungsweg schauen (siehe Abb. 5), so sehen wir, dass die nächste Stufe, die erreicht wird, die des Ätherleibes ist. Wir kommen also wieder in den Bereich zurück, den wir auf unserem Weg nach unten, zum Physisch-Materiellen, noch in dem

Bewusstsein, als die Gedanken im Ätherleib erlebt wurden, schon einmal durchschritten haben.

Die Zeit der griechischen Kulturblüte und die Elementenlehre

Die Zeitepoche, in der das Erleben der Gedanken im Ätherleib in ihrer Hochblüte zum Ausdruck kam, ist in der Zeit der griechischen Kulturentwicklung zu sehen.

Es waren die ionischen Naturphilosophen, die die Grundlagen der Natur, allen Seins, des Werdens und Vergehens, der Krankheit und Gesundheit, in dem Wirken der vier Elemente «Erde», «Wasser», «Luft» und «Feuer» sahen.

In einem Vortrag vom 28.6.1921 in Bern[18] schildert Steiner anschaulich das Denken und die darin begründete Auffassung der Welt der damaligen Zeit, indem er ein fiktives Gespräch eines heutigen Naturwissenschaftlers mit einem Vertreter der griechischen Naturphilosophen der vorsokratischen Zeit entstehen lässt. In dieser Unterhaltung berichtet der heutige Naturwissenschaftler von den enormen Erkenntnissen, die durch die materielle Betrachtung und Erforschung der Natur gewonnen wurden. Er führt die vielen Elemente, wie Wasserstoff, Sauerstoff, Kohlenstoff, Stickstoff, Schwefel usw., auf und erklärt, dass diese «... eigentlich alles miteinander ausmachen, was da in der physisch-sinnlichen Welt vorgeht. Was man auch sieht, es beruht auf der Verbindung und Entbindung dieser Elemente».

Nun erwidert in diesem Gespräch der alte Grieche, dass es ja recht schön ist, dass jetzt so viele Elemente bekannt sind, aber damit würde man den Menschen ganz gewiss nicht kennenlernen. Der Anfang der Menschenerkenntnis müsse darin bestehen, dass alles, was uns äußerlich umgibt, als Ergebnis des Zusammenwirkens der Elemente Erde, Wasser, Luft und Feuer verstanden wird. Dem Einwand des Naturwissenschaftlers, dass die Vorstellung von den vier Elementen eine sehr kindliche sei und man ja genau wisse, dass Wasser und Luft keine Elemente seien und Feuer kein Stoff sei, begegnet der Grieche: «Es ist ja schön von euch, dass ihr diese Erde differenziert und spezifiziert und sie auch in großer Mannigfaltigkeit in zweiundsiebzig oder sechsundsiebzig Elemente gespalten denken könnt, das ist alles schön; wir waren noch nicht so weit, diese interessanten Einzelheiten kennenzulernen, aber wir haben das alles zusammengefasst unter dem Ausdrucke ‹Erde›. Aber was wir unter Wasser, Luft und Feuer verstanden, davon versteht ihr gar nichts, und weil ihr davon nichts versteht, könnt ihr auch keine Menschenerkenntnis haben.»

Und er führt dann weiter aus, dass sich alle diese heute bekannten Elemente «... nur auf den Menschen, der im Grabe liegt, auf den menschlichen Leichnam (beziehen). So wie sich die Dinge verhalten im Menschen, als menschlicher Leichnam, das kann man erkennen mit eurer Chemie und Physik; aber gar nichts kann man erkennen damit von dem Menschen, der zwischen Geburt und Tod lebendig herumwandelt. Ihr habt eine Wissenschaft, die sich nur auf das Beobachten des Menschen, nachdem er gestorben ist, bezieht.» – «... denn wollt ihr eine Wissenschaft von dem lebenden Menschen haben, dann müsst ihr zunächst betrachten das umfassende, das universelle Weben und Leben desjenigen, was wir ‹Wasser› nennen. Wir nennen auch nicht das grobe, flüssige Element, das im Bache rinnt, Wasser, sondern wir nennen alles das Wasser, wo Kaltes und Feuchtes in der Welt ineinander spielt.»

Eine abstrakte Vorstellung der vier Elemente «Erde», «Wasser», «Luft» und «Feuer» war den Griechen fremd. Vielmehr sahen sie in diesen etwas Wesenhaftes wirken, dem man sich in bildhafter Vorstellung nähern konnte. So wurde zu dem Element «Erde» gehörig alles dasjenige gesehen, wo Trockenes und Kaltes zusammenwirkt. Zur «Erde» gehört das Feste, das Gewordene, das Schwere, das räumlich Bestimmbare, das Unbewegte, in dem die Gesetze der Physik und Chemie gelten. Alles dasjenige, was diese Eigenschaften trägt, wurde als «Erde» bezeichnet.

Das «Wasser» dagegen war dasjenige, was zwischen dem Kalten und Feuchten wirkt, was fließt, was ständig seine Gestalt verändert, was sich vermischt, der Schwerkraft den Auftrieb entgegenstellt, was als Feuchtes, sich mit der Luft verbindend, aufsteigt und als Regen wieder herniederfällt, einen ständigen Kreislauf bildend. So wie die «Erde» den Bereich des Toten repräsentiert, so wurde das «Wasser» als Ausdruck der Gesetzmäßigkeit des Lebendigen gesehen.

Die «Luft» wiederum wurde im Zusammenwirken des Feuchten und Warmen gesehen. Die Luft füllt den Raum aus, berührt alle Dinge, bleibt dabei aber an der Oberfläche ohne, wie die Wärme, in sie einzudringen. Die Luft, ständig selbst in Bewegung, bewegt alle Dinge. Einmal von außen als Wind, der leise, flüsternd, aber auch brausend, stürmend, tobend sein kann, zum anderen von innen, als Trieb, als Emotion des Seelischen. So steht die «Luft» auch für das äußere und innere Klima. Sie ermöglicht das soziale Miteinander, indem sie verbindet und vermittelt. Die Menschen atmen die gleiche Luft, und der Ton, die Sprache wird von der Luft getragen. Sie ermöglicht das In-Beziehung-Treten. Entsprechend war das Luftige ein Repräsentant des Seelischen.

Das «Feuer» bzw. «Wärme» wurde dem Warmen und Trockenen zugeordnet. Das Feuer ergreift und durchdringt die Dinge, im Gegensatz zur Luft, die sie nur berührt, verwandelt sie zerstörend in Licht, Wärme und Asche. Andererseits durchdringt die Wärme die anderen Elemente, befeuert die Luft und das Wasser gleichsam zu innerer Tätigkeit und unterstützt so das Gedeihen der Natur. Die Eigenschaften des «Feuers» wurden dabei als Ausdruck des Geistigen gesehen.

Die Elementenlehre der Griechen drückt somit ein Denken aus, das sich vornehmlich am Prozessualen orientierte. Die Menschen suchten in ihrem Denken nicht das Gewordene auf seine Bestandteile hin zu untersuchen, sondern die Beziehungen der Dinge untereinander, ihr Entstehen und Vergehen. Das Aufeinander und Zusammenwirken der Elemente war das Wesentliche, und die Vorgänge in der Natur und im Leben waren geprägt durch das Mischungsverhältnis der Elementenwirksamkeit.

Ein besonderes Beispiel für diese Art des Denkens, das in Bewegung bleibt, das Für und Wider bedenkt, an Neuem oder Altem anknüpft, dieses einbezieht, nicht diskutiert oder zementiert, und des sich daraus ergebenden Gespräches sind die Dialoge Platons.

In dieser Art des bewegten Denkens können wir nun wiederum die übergeordnete Eigenschaft des Wässrigen und die Gesetzmäßigkeit des Lebendigen sehen. Auch sahen die Griechen die Bedingungen für das Wässrige, das Lebendige, nicht auf der Erde, sondern im Kosmos beheimatet.

«Und so wesentlich war für den Griechen in derjenigen Zeit noch, die ich angedeutet habe, das wässrige Element, dass er gesagt hätte: In dem, was das wässrige Element ist, das die Erde umgibt, umnebelt, oder wiederum in Gewittern sich entlädt, insofern dieses wässrige Element wirkt, wirkt der Kosmos in die Erde herein mit seinen Kräften. Was da vorgeht in dem wässrigen Elemente, das hat man nicht im Elemente der Erde oder unten im Irdischen überhaupt zu suchen, sondern man hat es zu suchen im Kosmos, und der Mensch steigt da schon hinauf in das kosmische Element, indem er einfach regsam in sich hat seinen Ätherleib, das, was die Elemente entreißt dem Schicksal, nun, sagen wir der Chemie, zwischen Geburt und Tod.»[19]

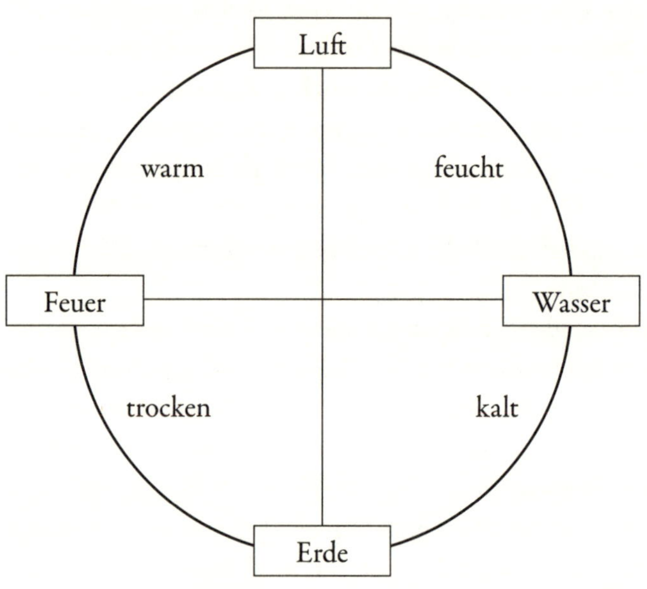

Abb. 6: Die vier Elemente und Qualitäten.

Diesem Naturverständnis entsprechend wurden Gesundheit und Krankheit auch nicht als Zustände gesehen, sondern als Prozesse, die in dem Zusammenwirken der vier Säfte «Galle», «Blut», «Schleim» und «schwarze Galle» begründet sind. Gesundheit bestand, wenn diese Säfte (humores) im richtigen Mischungsverhältnis wirkten, Krankheit entstand, wenn dieses aus dem Gleichgewicht kam.

Die Vier-Säfte-Lehre, die die Grundlage der medizinischen Denkweise der Griechen war und über Hippokrates und Galen bis in das Mittelalter und in tradierter Form darüber hinaus bis in die Neuzeit als Humoralpathologie fortwirkte, ist auch ein Ausdruck für die grundlegende Bedeutung, die die Griechen dem wässrigen Element beimaßen.

Auch in der Medizingeschichte wird das am Lebendigen orientierte Denken der Griechen beschrieben. So führt der Medizinhistoriker Heinrich Schipperges aus:

«Um das alles (die Heilkunde der Griechen) zu begreifen, müssten wir wieder einmal radikal umdenken. Wir projizieren heute die mathematischen Verhältnisse und physikalischen Gesetzmäßigkeiten des Universums bedenkenlos auf den Menschen. Auch der biologische Bereich, der lebendige Organismus, soll weitgehend mechanisch und möglichst exakt erklärt werden. Ganz anders der Grieche: Er ging aus von dem, was er sah, fühlte und begriff; vom Biologischen; und er betrachtete mit dieser Optik auch den Kosmos wie einen Organismus. Das Weltall atmet, es bewegt sich im Rhythmus, es ist musikalisch gestimmt – und das alles ist nicht bloß allegorisch gemeint oder die Sprache der Dichter: Es entspricht dem mehr biologischen als physikalischen Ansatz des griechischen Denkens überhaupt.»[20]

Die vier Säfte, «Galle», «Blut», «Schleim» und «schwarze Galle», wurden mit den vier Elementen, «Feuer», «Luft», «Wasser» und «Erde», in Beziehung gesehen (siehe Abb. 7).

Gesundheit besteht, wenn die vier Säfte in richtigem Verhältnis zusammenwirken, wobei dieses richtige Verhältnis sowohl in Bezug auf den Ort, die unterschiedlichen Glieder im Organismus, als auch die Zeit, im Lebenslauf wie im Tageslauf, sehr verschiedenartig sein kann. Entsprechend war die Therapie darauf ausgerichtet, durch geeignete Maßnahmen das richtige Verhältnis wiederherzustellen.

Überwiegt im Verhältnis zu den anderen Säften z. B. die «schwarze Galle», so führt dies im Körper zu Ablagerungen, Verhärtungen. Der Organismus büßt Beweglichkeit ein. Der Stoffwechsel erlahmt, die Stoffe unterliegen mehr und mehr der Schwere. Die Gesetzmäßigkeit des Elementes Erde überwiegt. Der Körper wird zunehmend «Erde».

Überwiegt der «Schleim», dann zeigen sich Krankheitsformen, in denen in besonderer Weise die Gesetzmäßigkeit des Lebendigen dominiert. Neben einem lymphatischen Habitus und vermehrten schleimigen Absonderungen können auch eigenständige Lebensformen mit anhaltendem Wachstum wie Wucherungen und Tumore sichtbar werden. So wurde auch die Krebserkrankung als eine «kalte» Erkrankung beschrieben, da bei ihr der «Schleim» und die «schwarze Galle» überwiegen.

In der Tat können wir in dem Verhalten der Tumoren ein übermäßiges Lebensprinzip erkennen. Tumorzellen verfügen über eine enorme Regenerationskraft, sie sterben praktisch nicht, und in vielen heutigen Laboratorien wird mit am Leben gehaltenen Tumorzellen geforscht, deren Träger schon vor langer Zeit verstorben sind.

Überwiegt das «Blut», so wird sich im Organismus ein Dominieren der «Luft»-Eigenschaften zeigen. Die Körpervorgänge werden impulsiert, der Mensch in Bewegung gebracht, wie wir es in besonderer Weise bei der Hyperthyreose beobachten können. Aber auch die Eigenschaft des Luftigen, immer an der Oberfläche zu bleiben, flüchtig zu sein, zeigt sich im Organismus, indem flüchtige, mehr an der Oberfläche, der Haut und Schleimhäute, liegende, fleckig rötliche, entzündliche Erscheinungen auftreten, zu denen wir heute auch die Allergien zählen würden.

Überwiegt die «Galle» so haben wir es mit einer Befeuerung des Organismus zu tun. Er «entzündet» sich. Die entzündlichen Erkrankungen, die auch mit Fieber einhergehen, sind hierin einzuordnen.

Die Temperamente

Einen Nachklang dieser großartigen Anschauung des Menschen in Gesundheit und Krankheit haben wir auch heute noch, wenn wir die Differenzierung der Temperamente betrachten. Die Bezeichnungen «Melancholiker», «Phlegmatiker», «Sanguiniker» und «Choleriker» beziehen sich auf die vier Säfte: «schwarze Galle» (melas = schwarz, Cholé = Galle), «Schleim» (Phlegma), «Blut» (Sanguis) und «Galle» (Cholé).

Wenn wir uns die Temperamente in ihren Charakterzügen vor Augen führen, so können wir auch unschwer darin die Eigenschaften der vier Elemente und der Säfte wiederfinden.

Der *Melancholiker*, der schwermütig, niedergeschlagen, zur Erde blickend, antriebs- und bewegungsarm, sich in seinem Leib gefangen erlebt. Bei ihm dominiert das Erdelement bzw. die schwarze Galle (melas Cholé).

Der *Phlegmatiker*, der träge wirkt, sich langsam, bedächtig, aber beständig bewegt, der alles bedenkt, von allen Seiten her prüft, sich nicht leicht festlegt, und mit großer Ausdauer ausgestattet ist. Bei ihm überwiegt das wässrige Element, der Schleim (Phlegma).

Der *Sanguiniker*, der als «Luftikus» überall präsent ist; der sich für alles interessiert, dabei aber die Dinge doch nur flüchtig betrachtet, sich nicht damit verbindet, nicht in die Tiefe dringt und sich rasch anderem wiederum zuwendet, der «viel Wind» entfacht, leichtfüßig ist, Kontakte knüpft und bei heiterem Gemüt allseits beliebt ist. Bei diesem ist das vorherrschende Element die Luft bzw. das Blut (Sanguis).

Der *Choleriker*, der schnell erzürnt, heißblütig Konflikten nicht ausweicht, durchsetzungsfähig seine Umgebung dominiert, rasche endgültige Entscheidungen trifft und zielorientiert seinen Weg mit festem Schritt geht, hindernde Steine problemlos aus dem Weg räumend. Bei ihm wirkt das Element Feuer, die Galle, in besonderer Weise.

Wir sehen, wie in der griechischen Kulturepoche die Weltanschauung und die Medizin von dem Denken geprägt wurden, das sich an der Gesetzmäßigkeit des Lebendigen orientiert. Hier finden wir die Bestätigung für die Darstellung Rudolf Steiners in dem angeführten Leitsatz 103, dass das Denken in dieser Zeit, der dritten Etappe der Gedankenentwicklung, im Ätherleib erlebt wurde.

In dem zitierten Vortrag vom 28.6.1921 in Bern hatte Rudolf Steiner in dem Gespräch des alten Griechen mit dem moder-

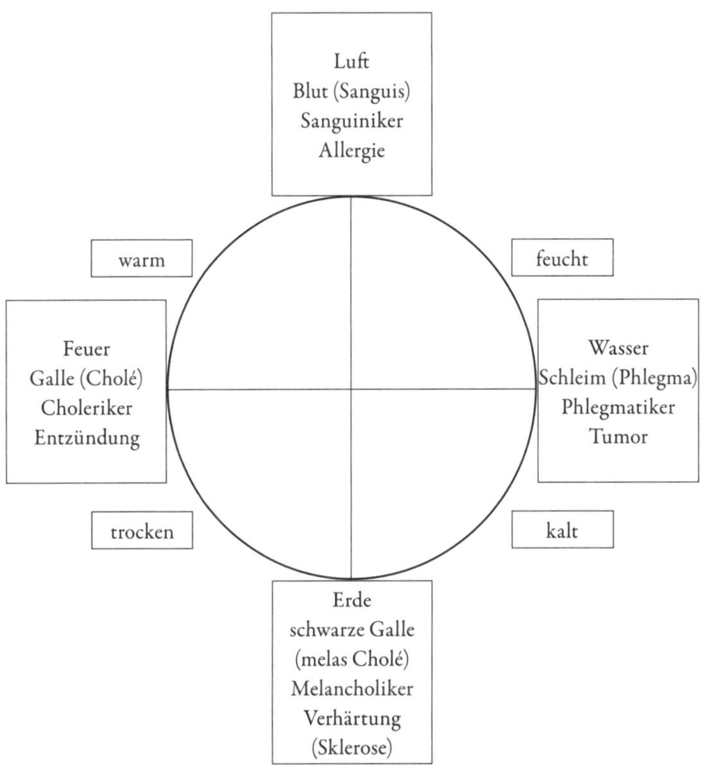

Abb. 7: Die Elemente, die Säfte, die Temperamente und Krankheitstypen.

nen Naturwissenschaftler die besondere Beziehung der griechischen Denkweise mit dem wässrigen Element dargestellt. Im Vortrag vom 24.6.1921 in Dornach schildert er in ähnlicher Art die lebendige mit dem wässrigen Element in Beziehung stehende Anschauung der Griechen und ergänzt:

«So war es bei den Griechen, und würden wir weiter zurückkommen, dann würde uns mit aller Deutlichkeit das Luftelement und das Feuer- oder Wärmeelement entgegentreten.»[21]

Das Erleben der Gedanken im Astralleib

Die Zeit der Kulturblüte im Zweistromland

Schauen wir auf die Geschichte der Medizin, so finden wir vor der griechischen Vier-Säfte-Lehre eine weitere Blütezeit der Medizin während der babylonischen Kulturepoche, die sich in die ägyptische Zeit fortsetzt. Diese Kulturepoche, die vom 3. Jahrtausend bis in das 8. vorchristliche Jahrhundert reichte, war geprägt von dem Sich-eins-Fühlen des Menschen mit der umgebenden Natur. Der Mensch erlebte sich nicht außerhalb derselben stehend und dachte dementsprechend auch nicht über sie nach, sondern seine Gedanken erlebte er aus der Natur und dem Kosmos kommend, wobei diese Bildcharakter hatten.

> «Bei den Chaldäern war es noch so, dass der Mensch sich in gewisser Weise durchaus zur Außenwelt hinzurechnete. Denn wenn er wach war und der Sinneswelt die geistige Ursächlichkeit zugrunde legte, so sah er eigentlich in allen Naturdingen seinesgleichen. Er vermutete in sich die Seele, wie er das Geistige hinter den Sinnesdingen spürte. Und war er im Traumschlaf, dann sah er ja sein eigenes Inneres in Bildern, man möchte sagen, wie in einer Außenwelt. Diese ganze Verfassung gab ihm das, dass er sich im eminentesten Sinne als ein Glied der Welt fühlte. Dadurch war aber auch die Art, wie er über seinen Zusammenhang mit der Welt dachte, anders, als sie es jetzt ist.»[22]

> «Sie hatten nicht die Fähigkeit, das, was sie instinktiv schauten, mit Begriffen zu durchdringen. Das Intellektualistische war ihnen noch fremd, aber Bilder standen vor ihrer Seele, ohne dass sie diese erst in voller Bewusstheit herbeiführen

mussten, wie wir es heute tun müssen, und so war ihnen die Außenwelt ein Geistiges. Je weiter wir zurückgehen in der Menschheitsentwicklung, desto klarer wird das.»[23]

Entsprechend enthielt auch die von ihnen entwickelte Keil- und Hieroglyphenschrift, mit deren Hilfe Kenntnisse, Gesetze oder Anweisungen vermittelt wurden, keine abstrakten Zeichen, sondern waren eine Bilderschrift. Die Lautschrift konnte erst später mit zunehmendem Abstraktionsvermögen und dem aufkommenden Bewusstsein auf der Grundlage der nun im Ätherleib erlebten Gedanken entstehen.

Die Heilkunde im Zweistromland

Aus der Zeit Mesopotamiens sind uns in Form uralter Tontafeln schriftliche Aufzeichnungen über die damalige Heilkunde erhalten. Zu dieser Zeit gab es noch keine endgültige Trennung von Arzt und Priester, vielmehr wirkte der Priesterarzt als Beschwörungspriester, der durch Beobachtung von Naturvorgängen und Durchführung verschiedener Riten und magischer Handlungen den Willen der Götter zu erkunden suchte.

So sollte der Priesterarzt z. B. auf dem Weg vom Tempel zum Haus eines Kranken, zu dem er gerufen wurde, seine Aufmerksamkeit ganz auf die Umgebung und die Naturerscheinungen, wie die Wolkenformationen, das Rauschen des Windes oder das Verhalten der Tiere, richten. Diese äußeren Erscheinungen konnte er als Zeichen der Götter interpretieren, die Hinweise bezüglich der Krankheitssituation und Behandlungsmöglichkeit gaben. So kann auf einer Tontafel als Anleitung für den Beschwörungspriester gelesen werden:

> «Wenn ein Mann auf dem Weg zu einem Kranken einen Falken rechts von sich fliegen sieht, so wird der Kranke die Gesundheit wiedererlangen. Fliegt der Falke jedoch auf der linken Seite, so wird der Kranke sterben. Wenn ein Falke am frühen Morgen hinter dem Haus des Kranken von einem auf der rechten Seite gelegenen Gehege nach links fliegt, so wird der Kranke sich schnell erholen. Wenn der Falke aber von links nach rechts fliegt, so wird sich die Krankheit verlängern.»[24]

Und an anderer Stelle:

> «Wenn der Beschwörungspriester zu dem Haus eines Kranken geht, und wenn er einen schwarzen Hund sieht, wird der Kranke sterben. Wenn er ein weißes Schwein sieht, wird der Kranke genesen oder es wird ihn Traurigkeit erfassen. Wenn eine Taube sich bei dem Kranken aufhält, wird er sehr schnell sterben. Wenn ein Skorpion sich in der Wand gegenüber des Kranken aufhält, wird die Krankheit von ihm ablassen.»[25]

Eine häufig praktizierte Handlung, um den weiteren Verlauf der Erkrankung und den Willen der Götter vorhersagen zu können, war die Leberschau. Hierbei wurde nach festgelegtem Ritual ein Tier geopfert und minutiös dessen Leber nach ihrer Form und Lage zu den Eingeweiden untersucht. Besonderheiten der Form oder des Aussehens, selbst feine Abweichungen von der Norm, gaben dann Aufschlüsse über den weiteren Krankheitsverlauf bzw. die notwendigen Behandlungsschritte.

Für die Behandlung standen dem Priesterarzt viele Heilmittel pflanzlicher, mineralischer und tierischer Herkunft zur Verfügung. Diese, wie auch ihre Zubereitung, wurden auf Tontafeln aufgelistet. Überhaupt wurde den Aufzeichnungen zur Schulung der Priesterärzte ein großer Stellenwert beigemessen. So gab es auch genaue Ausführungen zum Vorgehen bei der

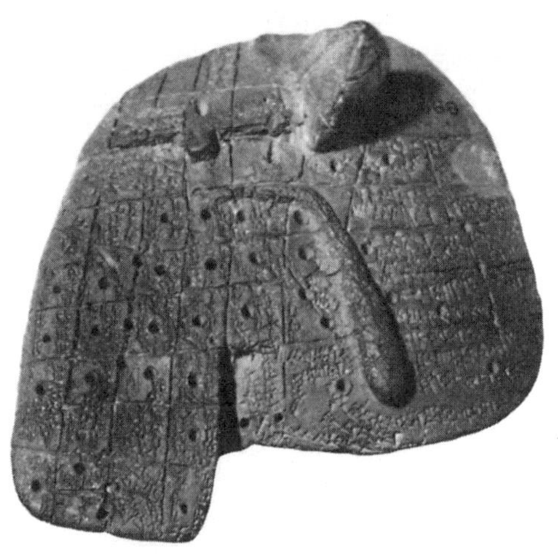

Abb. 8: Babylonisches Tonmodell einer Schafsleber mit Inschriften, 19. bis 18. Jahrhundert v. Chr., British Museum, London.

Leberschau und deren Beurteilung, die zeigen, dass sehr exakt beobachtet wurde.

Ein weiteres wesentliches Element in der Betreuung der Kranken waren magische Gebräuche und Beschwörungen. Man konnte damit der Krankheit oder einem Symptom den Befehl geben, den Körper zu verlassen, oder einen Dämon austreiben.[26]

Die Beispiele verdeutlichen, dass die Krankheiten gar nicht primär aus dem Patienten kommend und als eine Störung innerhalb der Leibesfunktionen gesehen wurden, vielmehr waren sie von den Göttern gegeben und ihr Verlauf von diesen bestimmt. Dabei waren es dämonische Wesenheiten, die den Kranken befielen und die Krankheitssymptome auslösten. Diese Dämonen wurden meist als sieben böse Geister in eindrücklicher Weise beschrieben[27]:

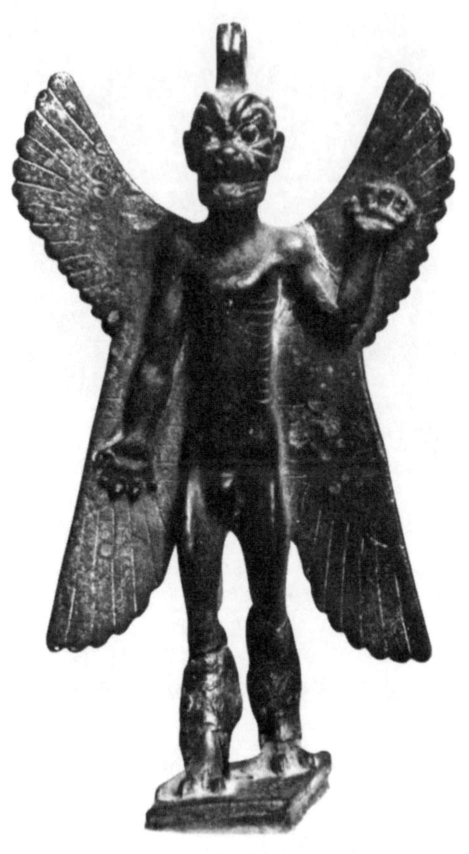

Abb. 9: Bronzene Figurine des gefürchteten Krankheitsdämonen Pazuzu, um 1000–500 v. Chr., Louvre, Paris.

«Ein böser Geist (Utukku) hat sich seinem Nacken genähert, ein böser Dämon (Alu) hat sich seiner Brust genähert, ein böser Geist seinem Bauch; ein Teufel (Gallu) hat sich seiner Hand genähert. Diese sieben zusammen haben ihn gepackt, seinen Leib verschlingen sie wie ein verzehrendes Feuer.»

An anderer Stelle:

«Sieben sind sie, sieben sind sie, in der Tiefe des Ozeans, sieben sind sie im Himmel gierig genießend, sieben sind sie. Sie sind weder Mann noch Weib, sie sind der heulende Windstoß, sie haben kein Weib und zeugen kein Kind, weder Gnade noch Mitleid kennend, hören sie nicht auf Gebet noch auf Flehen. Sie sind wilde Pferde, die in die Berge gezogen. Sie stehen auf den Straßen, um den Weg zu besudeln. Böse sind sie, böse sind sie: Zweimal sieben sind sie.»

Auch einzelne Leiden und Symptome werden angeführt:

«Das Kopfleiden ist aus der Steppe losgebrochen, wie der Wind dahinstürmend. Wie der Blitz ist es vor uns aufgeflammt, oben und unten sich ergießend. Den, der seinen Gott nicht fürchtet, hat es wie ein Rohr zerknickt: Seine Glieder hat es wie einen Rohrhalm durchschnitten. Selbigen Menschen hat es zerschlagen, dass er umherläuft wie ein Rasender; wie einer, dem das Herz herausgerissen ist, geht er hoch, wie einer, der ins Feuer geworfen ist, brennt er lichterloh.»

Eine ungeheure Dramatik ist in diesen Schilderungen zu spüren, und wir erkennen unschwer, wie hier die Ebene des Astralischen und die Wesensdynamik des Luftelementes angesprochen sind.

Der Tempelschlaf

Während im Zweistromland die Menschen in ihrem Bewusstsein mehr in der äußeren Natur lebten, war bei den Ägyptern eine Verinnerlichung des Bewusstseinszustandes zu beobachten. Dies führte zu dem in Ägypten entwickeltem Tempelschlaf als Element der Heilkunst.

«Die dortige Heilkunde nahm den sogenannten Tempelschlaf zu Hilfe. Die Kranken wurden in die Tempel gebracht und in eine Art Schlaf versetzt, in dem sie in traumähnliche Zustände verfielen. Dasjenige, an das sie sich da erinnerten, wurde in seiner charakteristischen Bildlichkeit von den in solchen Dingen unterrichteten Priestergelehrten studiert. Diese fanden zwischen dem Ablaufen der inneren Dramatik der Träume, zwischen der Art der Bilder, ob finstere Bilder auf helle, helle auf finstere folgten und so weiter, erstens etwas, was auf die Pathologie des Menschen hindeutete. Auf der anderen Seite fanden sie aus der besonderen Konfiguration der Träume eine Andeutung des Heilmittels, das zu verwenden war. Aus dieser Betrachtung dessen, was der Mensch innerlich erlebte und was in Traumbildern vor das innere Auge trat, studierten die Menschen in Ägypten den innerlich körperlichen Zustand des kranken Menschen.»[28]

«Die Priester, die in diesen Dingen unterrichtet waren, die wussten, es kam da mehr auf den dramatischen Verlauf des Traumes an als auf seinen Inhalt. Seinen Inhalt deuten wäre Aberglaube gewesen. Aber darauf kam es an, ob irgendein Finsteres im Traum auf ein Helles folgte oder umgekehrt und ob sich der Traum beziehen musste auf Furchtzustände oder Freudezustände und dergleichen. Auf dieses Dramatische des Traumes kam es an, und aus diesem Dramatischen ergab sich dann, wie das eine oder andere Organ krankhaft sein könne, ja , wie ich andeutete, es ergab sich sogar das Heilmittel. Das ist die Realität dessen, was später als der ägyptische Tempelschlaf bezeichnet wurde.»[29]

Auch hier erkennen wir den Zusammenhang mit dem Astralleib. Die Dramatik des Traumes, das Erleben von Finsterem,

Hellem, von Furcht und Freude waren die wichtigen Elemente, die Hinweise zur Krankheitssituation und eventuellen Behandlungsmöglichkeit gaben. So zeigte sich bei den Ägyptern mehr die Hinwendung des Bewusstseins nach innen, der Wille der Götter, der sich in Zeichen offenbaren sollte, wurde im Innern des Menschen gesucht, während er im Zweistromland in der äußeren Natur erkannt wurde.

Nun war die Anschauung der Krankheiten und der vorzunehmenden Handlungen Ausdruck des Menschen- und Weltbildes der damaligen Zeit. Die Menschen sahen sich eingebunden in die Naturvorgänge, die Ausdruck und Offenbarung der Götterwirksamkeit waren. Da der direkte Kontakt mit den Göttern nicht mehr erlebbar war, waren die genauesten Beobachtungen in der Natur anzustellen, da sich die Götter darin offenbarten und ihren Willen zu erkennen gaben. Die genauen Sternenbeobachtungen, die unglaublichen Kenntnisse der Astronomie sind unter diesem Aspekt zu würdigen. Mit dem Blick zum Sternenhimmel näherte man sich dem Wesen der Götter. Die Sternenkonstellationen und die Bewegung der Planeten am Himmel wurden als Ausdruck der Göttertaten gesehen und entsprechend bezeichnet.

Wir sehen, wie in dieser Kulturepoche das Denken, die Weltanschauung und die Medizin von dem Erleben der Gedanken im Astralleib geprägt waren und das Göttliche als Offenbarung in den beobachtbaren Erscheinungen am Himmel, in der Natur und im Innern in den Träumen wahrgenommen wurde.

Über die Medizin weiter zurückliegender Zeiten liegen uns keine Dokumente vor. Hier wäre zu erwarten, dass eine direkte Begegnung mit dem Göttlich-Geistigen und ein Denken, das sich mit diesem identifizierte, bestanden. In dem bereits genannten Vortrag vom 23.5.1921 erwähnte Rudolf Steiner bei der Schilderung der Kultur und Seelenverfassung der Menschen in der chaldäisch-babylonischen und ägyptischen Kulturepoche Entsprechendes:

> «Wir finden, dass das Geistige der Außenwelt herabgewürdigt war bis zum Dämonischen, und wir finden daher überall dämonische Gestalten hinter den Sinneserscheinungen. Das war aber nur der Nachklang einer alten geistigen Anschauung, die in den Zeitaltern, die ich das Urpersische, Urindische genannt habe, durchaus noch vorhanden war.»[30]

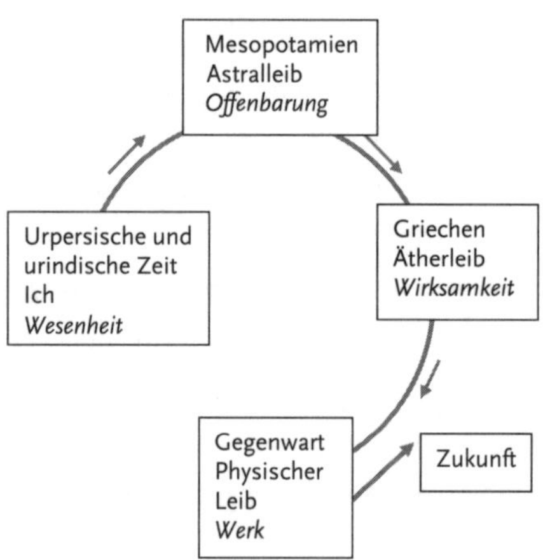

Abb. 10: Die Kulturepochen. Die Bewusstseinsetappen und das Erleben der Gedanken in den Wesensgliedern in Beziehung zu dem Göttlich-Geistigen im Kosmos.

Die Gegenwart und das Erleben der Gedanken im Physischen Leib

Die Betrachtung der Geschichte der Medizin zeigt die vom Göttlich-Geistigen zum Materiellen herabsteigende Entwicklung des Denkens und der damit verbundenen Anschauung von Krankheit und deren Behandlung.

In unserer heutigen Zeit erleben wir das Materielle, das Gewordene und haben zu dem Göttlich-Geistigen nur noch die Beziehung über dessen Werk.

Wie stark wir in unserer Kulturepoche mit dem Physisch-Materiellen verbunden sind, zeigt die alles beherrschende Computertechnologie. Diese entwickelte sich aus der Festkörperphysik, der Erforschung kristalliner Strukturen. Zugrunde liegt ihr der Siliziumkristall, weshalb für unsere Zeit auch der Begriff Siliziumzeitalter oder kristallines Zeitalter verwendet wird. Für die Computertechnologie werden die Kristalle künstlich hergestellt, wobei ihnen eine unvorstellbare Ordnung der atomaren Struktur zugrunde liegt. Der Physiker Hans Queisser schreibt:

> «Wenn sich je ein technisches Produkt der Vollkommenheit genähert hat, dann ist es der Siliziumkristall, bei dem jedes Atom am vorgeschriebenen Platz in symmetrischer Erfüllung des Raumes sitzt. Höchste chemische Reinheit, wie sonst bei keinem anderen Erzeugnis jemals gefordert und erreicht, ist heute normaler Standard als Grundlage für Schaltkreise und Transistoren. (...) Die künstlichen Kristalle, unter den sterilen Bedingungen eines Laboratoriums gezüchtet, zeigen einen Grad chemischer Reinheit, der in der Natur undenkbar ist. (...) Heute werden für die Mikroelektronik große Siliziumkristalle routinemäßig hergestellt, bei denen

allenfalls unter einer Milliarde rechtmäßiger Siliziumatome nur ein oder zwei Fremdlinge sitzen.»[31]

Wie wir aus den oben erwähnten Leitsätzen 103 bis 105 entnehmen konnten, war diese Entwicklung des Denkens und die damit verbundene kulturgeschichtliche Entwicklung eine Notwendigkeit. Der Mensch musste mit seinem Bewusstsein in die Welt des Physischen heruntersteigen und sich dabei von dem Geistigen entfernen. Dadurch erst erreicht er die Freiheit. In dieser hat er nun die Wahl, sich mit Michael zu verbinden, der ihn auf den Bahnen des Willens wieder nach oben zum Geistigen leitet, oder aber sich mit den ahrimanischen Kräften zu verbinden, die den Menschen an der Erde fesseln und von dem Geistigen trennen wollen. Anthroposophie und Anthroposophische Medizin ist der Weg, den Michael weist.

Der Weg der Anthroposophischen Medizin, wie er nun vor uns liegt, ist der Weg vom Physischen zu der Welt des Ätherischen. Aber es ist nicht einfach ein Zurückkehren zu der früheren Vorstellungsweise in der griechischen Zeitepoche, sondern die Errungenschaften und das an der materiellen Welt erreichte klare Bewusstsein werden mitgenommen und jetzt durchdrungen von der Gesetzmäßigkeit des Lebendigen, sodass das Ätherische bewusst wahrgenommen werden kann. In dem zitierten Vortrag vom 28.6.1921 in Bern, in dem Rudolf Steiner die Unterhaltung des alten Griechen mit dem heutigen Naturwissenschaftler schildert, heißt es:

«Hinaufgeführt in geistige Regionen wurde der Mensch in früheren Zeiten, indem er hörte von jenen Elementen, von denen der heutige ganz gescheite Mensch meint, sie seien einer kindlichen Vorstellungsweise entsprungen. Im Gegenteil, wir müssen wiederum den Rückweg finden zu dieser Vorstellungsweise; nur müssen wir sie voll bewusst erreichen, nicht instinktiv, wie es in der damaligen Zeit war.»[32]

Anthroposophische Medizin

Wie wir gesehen haben, sind die Grundlagen unserer heutigen naturwissenschaftlichen Medizin der Physische Leib und ein Denken, das sich an den physischen Gesetzmäßigkeiten und den materiellen Zusammenhängen orientiert. Dagegen wird die Grundlage der Anthroposophischen Medizin der Ätherleib werden, der den Physischen Leib durchdringt und belebt, und ein Denken, das sich in der Gesetzmäßigkeit des Ätherischen und dem lebendigen Zusammenwirken bewegt. Wir können die Anthroposophische Medizin als eine Äthermedizin betrachten.

Wenn wir zu der Gesetzmäßigkeit des Ätherischen aufsteigen, so finden wir eine völlig andere, dem Physischen entgegengesetzte Kräftewirksamkeit. Während das Physische durch Form und Substanz, durch das Gewordene charakterisiert wird, ist im Ätherischen Bewegung und Prozess, das Werden, das Charakteristische. Der Wirksamkeit des Ätherischen begegnen wir überall da, wo wir Lebensprozesse wahrnehmen. Die belebte Natur ist die von der Ätherwelt durchdrungene und in ihre Gesetzmäßigkeit erhobene Substanz.

Der Blick in die Natur lehrt, wie vielfältig und differenziert sich das Leben zeigt. Im Frühjahr scheint die Natur gleichsam zum Leben zu erwachen. Überall nehmen wir wahr, wie es sprießt und knospt, wie erst zögerlich zart, dann immer schneller und kraftvoller ein Wachstum entgegen der Schwerkraft einsetzt, als ob gleichsam eine saugende Kraft in der Atmosphäre wirksam sei. Dabei zeigt sich die Gestik des Wachstums von unten nach oben und von innen nach außen, sich in vielfältige Formen und Gestaltungen differenzierend.

Wir erleben, wie sich das Werden als Funktion der Zeit darstellt. Wie sich dem Wachsen und Sprießen das Blühen, das Fruchten, das Reifen und wiederum das Absterben anschließt. Wir können wahrnehmen, dass Wachstum und die Gestaltbildung einer gleichen Pflanze sich ganz unterschiedlich darstellt, je nachdem, ob diese Pflanze im Flachland oder im Gebirge wächst. Auch ist das Pflanzenwachstum und die Gestaltung eine andere in den Tropen, der gemäßigten Zone oder in der Polregion der Erde. Je intensiver die Ätherwirksamkeit die Erdsubstanzen ergreifen kann, wie dies z. B. in den Tropen der Fall ist, desto stärker zeigt sich die Substanzbildung, während in der Höhe und den Polgegenden vermehrt die Gestaltbildung in den Vordergrund tritt.

Wir werden gewahr, wie die Kräfte des Lebendigen eingespannt sind zwischen der Reproduktion, der Erneuerung und dem Zu-Ende-Kommen in der Formbildung. In dem Ergreifen der Substanz, deren Umwandlung und Überführen in den Werdeprozess und auf der anderen Seite in dem sich wieder Zurückziehen der Lebensprozesse, wobei das Physische gleichsam ausgesondert und in eine Gestaltung geführt wird. Aus dem Werdeprozess wird das Gewordene.

Wie dargestellt, erlebten die alten Griechen die Gedanken im Ätherleib. Wenn wir diese heute in uns aufnehmen, so können wir darinnen das Charakteristische des Ätherischen erleben.

Die Amme allen Werdens

Platon, der große griechische Denker, schildert in seinem Werk *Timaios,* wie die Entstehung der Welt gedanklich zu erfassen ist. Zunächst sind zwei Gattungen zu unterscheiden: die uns umgebenden sichtbaren Erscheinungen als Abbilder und die ewigen Urbilder, die nur gedanklich erfasst werden können: «… die eine (Gattung) gleichsam als das Urbild zugrunde gelegt, nur dem Denken erfassbar und stets auf gleiche Weise seiend, die andere die Nachahmung des Urbildes, dem Entstehen unterworfen und sichtbar.»[33]

Damit das Entstehen der sichtbaren Abbilder möglich wird, ist zu diesen zwei Gattungen nun noch eine dritte zu denken, in der das Werden und Entstehen der sichtbaren Welt, das wiederum durch die Wirksamkeit der vier Elemente geschieht, erst ermöglicht wird. Platon benennt diesen Bereich als «Amme allen Werdens». In ihr prägen sich, wie in einer bildsamen Masse, die Urbilder ein. «Welche Bedeutung also hat man als die ihr (die dritte Gattung) wesentliche ihr beizulegen? Die vor allen, dass sie die Aufnehmerin und gleichsam Amme allen Werdens ist.»[34] Und weiter heißt es:

> «… (diejenige) Wesenheit, welche alle denkbaren Gestalten an sich zulässt. Sie muss immer als ein und dasselbe bezeichnet werden, denn sie tritt durchaus niemals aus ihrer Beschaffenheit heraus. Nämlich sie nimmt alles auf und nimmt doch nie und in keiner Weise eine Gestalt an, die irgendeiner von demjenigen ähnlich wäre, was in sie eingeht; sondern wie eine

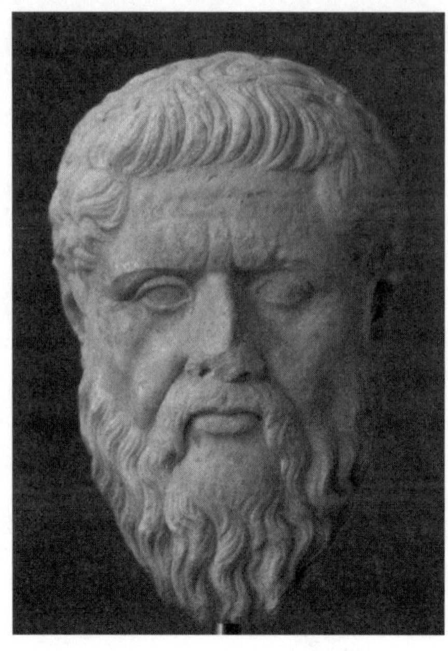

Abb. 11: Platon 428–348 v. Chr.

bildsame Masse liegt sie für ein jedes zum Abdrucke bereit und lässt sich durch alles, was in sie eintritt, in Bewegung setzen und in Gestalten kleiden, und dadurch erscheint sie denn bald in dieser und bald in jener Form. Was aber in sie eintritt und aus ihr heraustritt, sind stets Abbilder des Seienden, die nach diesem abgeprägt sind auf eine schwer zu beschreibende und wunderbare Weise. (...) Für jetzt also haben wir drei Gattungen in Betracht zu ziehen: das Werdende, das, worin es wird, und das, dessen nachgebildetes Erzeugnis es ist ...»[35]

In prägnanter Weise wird hier der Bereich der Ätherwelt beschrieben. Die Amme allen Werdens. Sie wird auch als Chaos beschrieben, in dem noch nichts geordnet ist, aber in der alle Möglichkeiten bestehen. Es ist das Nährende, das alles Werden ermöglicht, ohne selbst dabei eine andere Beschaffenheit anzunehmen. Das unterscheidet sie auch von den vier Elementen, die durchaus ineinander übergehen können, wie das Wasser z. B. im gefrorenen Zustand Erdcharakter und im Nebel Luftcharakter annehmen kann.

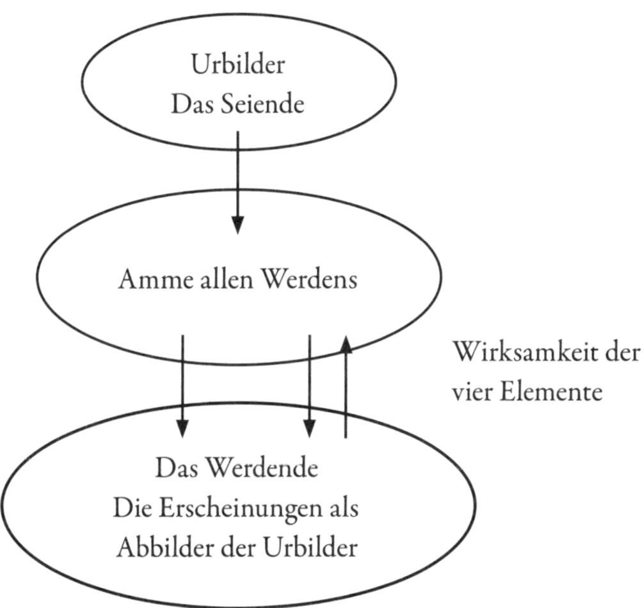

Abb. 12: Die Amme allen Werdens. Die in sie eingeprägten Urbilder werden unter der Wirksamkeit der Elemente zu den Erscheinungen als Abbilder der Urbilder.

II Der Magen-Darm-Trakt und die Ernährung

Einführung

Was ist eigentlich die Verdauung? Ist die folgende Erklärung, die uns der Brockhaus hierfür liefert, zufriedenstellend?

> «Wie jeder lebende Organismus benötigt auch der Mensch Energie zur Aufrechterhaltung aller Lebensprozesse. Diese Energie dient letztlich zwei Zielen: der Erhaltung seines Körpers und dessen Lebens. Voraussetzungen hierfür sind die Aufnahme von Nahrung, das Erschließen ihres Energiegehaltes und schließlich die Abgabe der nicht nutzbaren Reststoffe. Auch für den Wasserhaushalt und die Atmung sind eine ständige Zufuhr und Abgabe von Stoffen bei andauernd gleichbleibender Grundfunktion charakteristisch. Der Zustand des Körpers soll sich dabei möglichst nicht verändern. Wasserhaushalt, Sauerstoffgehalt, Temperatur und der Energiegehalt des Körpers, die gleichbleibende Konzentration von Salzen oder Proteinen im Blut – all dies unterliegt dem dynamischen Gleichgewicht von Zufuhr und Abgabe.»[36]

Ist die Verdauung tatsächlich lediglich der notwendige Prozess, um dem Körper Energie zu liefern? Ist die Nahrung nur Brennstoff für den Organismus? Allein die Tatsache, dass der Aufwand, der dabei durch die Zerkleinerung und Aufspaltung der Nahrung bis in ihre kleinsten Bestandteile innerhalb des Magen-Darm-Traktes und dem sich anschließenden, nach dem Durchtritt durch die Darmwand, wieder zu erfolgenden Aufbau betrieben wird, sehr hoch ist und selbst viel Energie benötigt, sollte zum Nachdenken Anlass geben.

Kommunikation des Menschen mit der Welt

Durch drei Tore steht der Mensch mit der ihn umgebenden Welt in offener Beziehung:

1. die Sinnesorgane,
2. die Atmung,
3. die Ernährung.

Mit unseren Sinnesorganen nehmen wir die Welt wahr. Wir sehen, hören, riechen, betasten sie und machen uns ein Bild von ihr, das wir in uns bewahren und auch zu gegebener Zeit erneut vorstellen können. Indem wir uns Gedanken über das Wahrgenommene machen, üben wir in der Seele gleichsam einen Verarbeitungs- bzw. Verdauungsprozess aus. Wir verinnerlichen sie und machen sie uns seelisch zu eigen. Dabei verändern wir die äußere Welt nicht. Wir bleiben in Distanz zu ihr. Die Kommunikation mit der Welt ist unstofflich.

Mit der Atmung nehmen wir die Welt in Form der Luft feinstofflich in uns auf. Über die Lungen gelangt sie in das Blut und durchströmt darin den gesamten Organismus, um anschließend, tingiert durch den Menschen, feinstofflich, nur leicht verändert, wieder ausgeatmet zu werden.

In der Ernährung schließlich nehmen wir die Welt stofflich in uns auf. Indem wir diese in der Nahrung verarbeiten und verdauen, zerstören wir schrittweise ihre Stofflichkeit, um sie anschließend in uns aufzunehmen und uns zu eigen zu machen. Unverdauliche Schlackenstoffe werden dabei ausgeschieden. Die Veränderung der aufgenommenen Stoffe ist vollkommen.

Während wir mit den Sinnen die Welt, ihrer äußeren Erscheinung in Form und Gestalt nach, bewusst wahrnehmen, lernen wir sie in der Verdauung in ihrer stofflichen Beschaffenheit und Gesetzmäßigkeit unbewusst kennen.

Wenn wir in dieser Weise die Ernährung und den Verdauungsvorgang als eine Möglichkeit, die Welt kennenzulernen, als eine Form der Kommunikation des Menschen mit der Welt, auffassen, so wird die Ernährung nicht mehr nur für sich, losgelöst vom Ganzen, wie in der heutigen üblichen Anschauungsweise, betrachtet, sondern wieder in einen Zusammenhang mit dem Weltganzen gebracht. In der Folge wollen wir den Verdauungsvorgang nun genauer betrachten und dabei drei Sichtweisen berücksichtigen:

1. Was geschieht mit der Nahrung? Welche Verwandlung erfährt diese?
2. Wie ist der Verdauungstrakt im Hinblick auf die dort stattfindende Nahrungsverwandlung hin aufgebaut?
3. Wie sind die Wesensglieder des Menschen im Magen-Darm-Trakt und im Verdauungsprozess tätig? Wie wirken sie zusammen, damit die Nahrungsumwandlung geschehen kann?

Die Nahrungsumwandlung

Betrachten wir zunächst die Nahrung und die Veränderung, die sie während des Verdauungsvorganges erfährt, und nehmen als einfaches Beispiel den Apfel.

Wir können den Apfel als etwas Zu-Ende-Gekommenes ansehen. Er durchlief einen Werde- und Reifungsprozess, der nun abgeschlossen ist. Wie alles in der physischen Welt Gewordene ist er durch seine Form und Substanz definiert.

Indem wir nun den Apfel zum Mund führen und etwas davon abbeißen, wird zunächst mechanisch seine äußere Form zerstört. Unmittelbar danach beginnt schon die chemische Zerstörung seiner Substanz, durch die Einwirkung des Speichels mit seinem im Ptyalin enthaltenen, die Kohlenhydrate spaltenden Enzym, der Amylase. Dieses erfahren wir in dem angenehmen Geschmack des Süßen.

In kleine Portionen wird der Apfel nun im Mund geteilt und gelangt über die Speiseröhre in den Magen. Was geschieht mit ihm? Während er im Mund in lauter kleine Portionen aufgeteilt, eingespeichelt und nach und nach geschluckt wurde, kommen diese nun im Magen wieder zusammen und werden durch den Magensaft verdünnt und durch die Magenbewegung vermischt. Dies ist ein Verflüssigungsprozess. Der Apfel wird zu Mus.

Im weiteren Verdauungsprozess wird nun wiederum portionsweise der flüssig, breiig gewordene Apfel aus dem Magen in den Zwölffingerdarm und Dünndarm transportiert. Durch die jetzt einsetzende Wirksamkeit der Verdauungssäfte aus der Bauchspeicheldrüse, der Gallenblase und den Dünndarmdrüsen wird die Substanz des Apfels weiter chemisch zerstört. Bis in seine kleinsten Bestandteile wird der Apfel aufgelöst.

Was ist dies eigentlich für ein Vorgang? Die Substanz, die in die Apfelform gekleidet war, wird ständig weiter verfeinert und bekommt eine immer größere Oberfläche. Dieser Verfeinerungsprozess, der sich da abspielt, ist eigentlich ein Verluftungsprozess. So wie die Verfeinerung eines Eisstückes zunächst zur Verflüssigung führt, so wird die Flüssigkeit bei weiterer Verfeinerung durch Wärmezufuhr zum Dampf und nimmt dabei luftartigen Charakter an. Schon Paracelsus hat die Verdauung als einen Kochprozess beschrieben.[37] Auch heute noch wird der Vergleich des Verdauungsprozesses mit dem Kochvorgang häufig benutzt.

Welchen weiteren Weg nimmt nun unser Apfel? Ist der Verfeinerungsprozess bis zu den kleinsten Bestandteilen fortgeschritten, so verlassen diese den Darmbereich und werden in das Innere des menschlichen Organismus, das Blut, in dem die Wärme repräsentiert ist, aufgenommen.

Der Weg durch die Elemente

Was ist nun aus dem Apfel geworden? Wo ist er geblieben? Das Ziel unseres Apfels ist es, körpereigene Substanz zu werden. In den Ätherleib aufgenommen und selbst belebte Substanz zu werden. Wenn wir den Apfel nun auf seinem Weg durch den Verdauungsprozess verfolgen, so sehen wir, wie er durch die vier Elemente «Erde», «Wasser», «Luft» und «Wärme» geführt wird. Zunächst ist er, wenn er im Mund aufgenommen wird, fest und geformt, wird sodann im Magen verflüssigt und im Dünndarm zum Luftartigen weiter verfeinert. Schließlich gelangt er beim Übergang durch die Darmschranke in das Blut, in den Wärmezustand.

Die vier Elemente stellen die Brücke zwischen dem Bereich des Physischen und des Ätherischen dar. Hier erinnern wir uns an die Anschauungsweise der Griechen, insbesondere der Darstellung bei Platon im *Timaios*, in dem die Entstehung der sichtbaren Welt aus dem Bereich der «Amme allen Werdens», des Ätherischen, durch das Zusammenwirken der vier Elemente geschieht.

Während das Element «Erde» noch ganz die Gesetzmäßigkeit des Physischen repräsentiert, streben «Wasser», «Luft» und «Wärme» aus dieser heraus, wobei die Wärme den Übergang zum Ätherischen bildet. Wie eine Medaille hat die Wärme zwei Seiten: die Wärme, die physisch messbar ist, und den Wärmeäther, der bereits ein Element des Ätherischen darstellt.

Physische Welt ⟶ Ätherische Welt
Erde Wasser Luft Wärme

Indem die Nahrung im Verdauungsprozess durch die vier Elemente geführt wird, wird sie schrittweise von ihrer Zusammengehörigkeit mit der physischen Welt entfernt und dem Ätherischen näher gebracht, bis sie, beim Übergang in das Blut, selbst in den menschlichen Ätherleib aufgenommen und so belebte Substanz werden kann.

Aber es geschieht parallel ein Weiteres. Unser Apfel wird im Verdauungsvorgang aufgelöst und seiner Form und Substanz nach zerstört. Alles dasjenige, was ihn mit der äußeren Welt verbindet, was ihm von dieser als Leben noch anhaftet, wird zerstört und abgetötet.

So sehen wir im Verdauungsvorgang einen zweifachen, polaren Prozess. Zum einen wirken auf den Apfel Todesprozesse ein, die ihn auflösen, zerstören und seinen Zusammenhang mit der äußeren Welt auslöschen, zum anderen wird er gleichzeitig immer mehr an die Gesetzmäßigkeit des Lebendigen herangeführt.

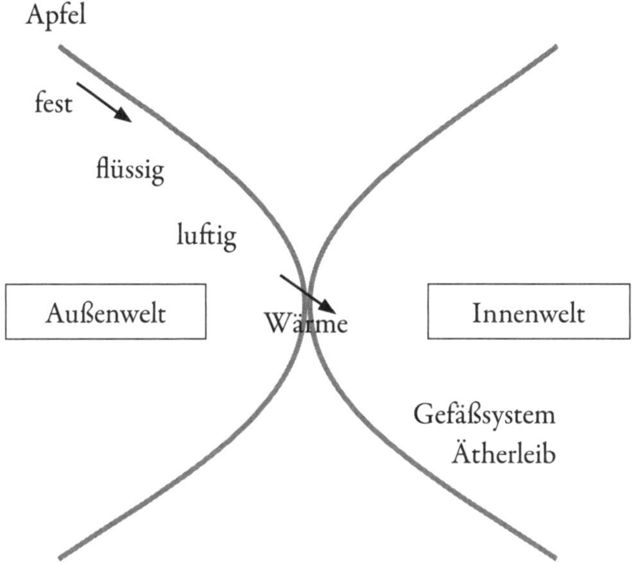

Abb. 13: Der Weg der Nahrung durch die Elemente.

Form und Substanz, Bewegung und Prozess

Die sichtbaren Erscheinungen der physischen Welt werden bestimmt durch Form und Substanz bzw. Stoff. Ein Apfel und eine Nektarine können die gleiche Form haben, unterscheiden sich aber in der Substanz. Ein Tisch und Stuhl können aus dem gleichen Stoff, z. B. Holz, sein, unterscheiden sich aber in der Form. Form und Stoff sind die bestimmenden Faktoren des Gewordenen.

Welches sind die entsprechenden Attribute im Bereich des Ätherischen? Im Vortrag Rudolf Steiners vom 24.6.1924 in Dornach, dem zweiten Vortrag des Zyklus *Eurythmie als sichtbare Sprache,* heißt es:

> «Der Mensch ist eine fertige Form, wie er vor uns steht. Aber diese fertige Form ist aus Bewegung hervorgegangen. Diese fertige Form ist aus sich bildenden und ablösenden Urformen hervorgegangen. Nicht das Bewegte geht aus dem Ruhenden, das Ruhende geht ursprünglich aus dem Bewegten hervor. Und wir gehen zurück zu den Urbewegungen, indem wir die Eurythmie ausbilden.»[38]

Der Form im Physischen entspricht die Bewegung im Ätherischen. Im ersten Vortrag des sogenannten zweiten Medizinerkurses *Geisteswissenschaftliche Gesichtspunkte zur Therapie* vom 11.4.1921 spricht Rudolf Steiner aus:

> «Und wenn wir vom Stoff reden, so müssen wir eigentlich uns vorstellen, dass wir im Stoffe, in dem, was uns im äußeren Sinnesschein als Stoff erscheint, nichts anderes vorliegend haben als einen Prozess, einen zur Ruhe gekommenen Vorgang.»[39]

Dem Stoff, der Substanz im Physischen wiederum entspricht der Prozess im Ätherischen. So wie Form und Stoff die Welt des Physischen charakterisieren, so sind es im Bereich des Ätherischen die Qualitäten Bewegung und Prozess.

Wenn wir also fragen: Was ist aus unserem Apfel geworden?, so müssten wir antworten: Er ist in Bewegung und Prozess übergegangen, aus dem er ursprünglich auch geworden ist.

Auf der physischen Ebene ist in der Form die Wirksamkeit der irdischen, physikalischen und chemischen Kräfte zu sehen. Auf der Ebene des Ätherischen wirken dagegen die aus dem Kosmos auf die Erde einstrahlenden Bildekräfte, die Urbewegungen.

In der Substanzialität sind die verschiedenen Qualitäten Ergebnis des Zusammenwirkens der vier Elemente. Auch im Bereich des Ätherischen können verschiedene Qualitäten, gleichsam als Substanzialität des Ätherischen, unterschieden werden, die, entsprechend der Elemente im Physischen, durch die vier Ätherarten «Wärmeäther», «Lichtäther», «chemischer Äther» und «Lebensäther» gebildet werden.

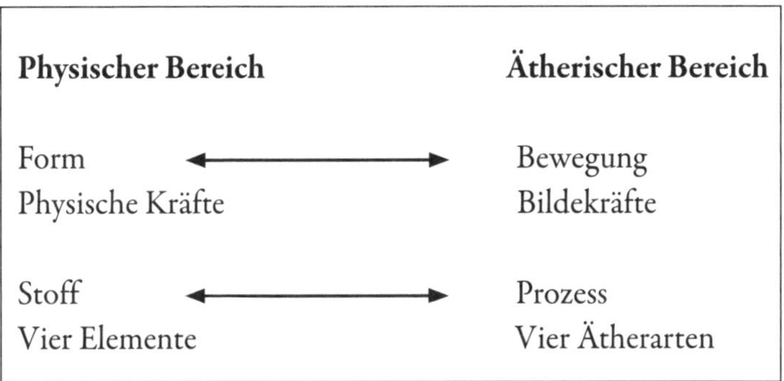

In seiner Schrift *Die vier Äther*[40] und dem posthum erschienenen Buch *Das Ätherische*[41] hat Ernst Marti in großartiger Weise die Charakteristika und das Zusammenwirken der vier Elemente und der vier Äther herausgearbeitet und beschrieben.

Die Bildung des Stuhls auf dem Weg der Ausscheidung

Der Aufnahme der durch die Elemente geführten und für das innere Leben befähigten Nahrung in das Blut steht nun ein anderer Prozess gegenüber, der zur Ausscheidung führt. Unverdauliche Bestandteile der Nahrung, die nicht für den Organismus verwendet werden können, sowie Substanzen, die potenziell schädlich für den Organismus sind, werden, zusammen mit abgeschilferten, aus dem Leben ausgesonderten Zellen des Organismus und Darmbakterien, ausgeschieden. Dabei

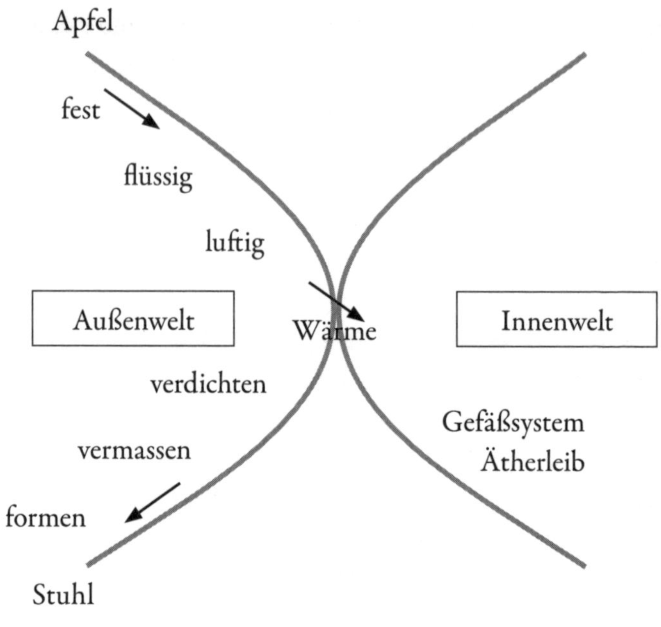

Abb. 14: Der Weg der Nahrung durch die Elemente und Bildung des Stuhls.

werden die Substanzen von den Darmbakterien verdaut und zerstört. Auch der gelbliche, ins Grünliche übergehende Gallenfarbstoff, der aus dem Blutfarbstoff gebildet und über die Galle in den Darm abgegeben wurde, wird von den Darmbakterien weiter zum Sterkobilin, das die dunkle braune Färbung des Stuhles bewirkt, verwandelt.

Allerdings sind nun die Vorgänge, die diesen Verdauungsprozess begleiten, polar zu denjenigen, die wir im oberen Verdauungstrakt beobachten konnten. Während im Magen und Dünndarm ein zunehmender Verfeinerungsprozess stattgefunden hat, imponiert nun ein Verdichtungsprozess, der im

Verlauf des Durchgangs durch den Dickdarm wieder zu fester Substanz und Form führt. Dasjenige, was im Dünndarm zum Luftartigen verfeinert wurde, wird nun in der Stuhlbildung verdichtet, es wird wieder flüssig. Im Weiteren wird das Flüssige weiter verdichtet, der Stuhl wird Masse und bekommt eine Schwere. Den Vorgang nannte Ernst Marti «vermassen», oder auch «schweren». Das Flüssige wird herausgezogen, und unter Einwirkung der muskulären Formkräfte des Dickdarms wird der fest werdende Stuhl geformt. Auch dieser Prozess, der den Weg vom Ätherischen zum Physischen beschreibt, geht entsprechend durch die Elemente.

Der Magen-Darm-Trakt

Für den heutigen Medizinstudenten ist im Studium der Anatomie des Magen-Darm-Traktes das Wesentliche das Kennenlernen seiner Lage im Organismus, seiner verschiedenen Abschnitte und deren Bezeichnungen, sowie sein innerer Aufbau, bis in den mikroskopischen Bereich, mit den unterschiedlichen Gewebearten. Im Hinblick auf die Funktionen des Magen-Darm-Traktes, der Physiologie, werden die verschiedenen Substanzen, die in den Drüsen der einzelnen Organe gebildet und abgesondert werden, analysiert sowie deren chemische Wirkungen beschrieben. Des Weiteren wird die Blut- und Nervenversorgung und die Anordnung und Art der Muskulatur untersucht, wodurch die Wahrnehmungs- und Bewegungsfähigkeit des Magen-Darm-Traktes erklärt werden kann.

Der Grundgedanke des heutigen Studiums ist dabei: Untersuche die einzelnen Teile des Organismus mithilfe physikalischer und chemischer Methoden auf das Genaueste, und du wirst die Aufgaben und Funktionen der Organe verstehen.

Demgegenüber soll nun eine Betrachtung angestellt werden, die sich nicht isoliert, statisch an den einzelnen Teilen, sondern an der oben geschilderten Aufgabe des Magen-Darm-Traktes orientiert; nämlich die Bedingungen dafür herzustellen, dass die Nahrung ihr Ziel, körpereigene, belebte Substanz zu werden, erreichen kann.

Betrachten wir nun unter einem ganzheitlichen Aspekt den Magen-Darm-Trakt in seiner Anatomie und Physiologie, so sehen wir, dass dieser vom Mund bis zum Anus den Organismus als eine Einheit durchzieht und in diesem eine Art innere Außenwelt bildet. Alles, was darin aufgenommen wird und nicht die Aufnahme in das Blut- und Lymphsystem erfährt, findet mehr oder weniger verwandelt den Weg wieder in die Außenwelt. Eine kleine Münze, die versehentlich verschluckt wurde, wird unversehrt wieder mit dem Stuhl ausgeschieden. Die Grenze zwischen dieser inneren Außenwelt und dem Blutgefäßsystem des Inneren wird durch die Schleimhaut gebildet.

Hierin erkennen wir schon einen ersten Hinweis auf die Welt des Ätherischen. Während der Mensch als Grenze seines Leibes gegenüber der Außenwelt die Haut gebildet hat, tritt nun ins Innere hineinversetzt die *Schleimhaut* auf. Hier wird mit dem Begriff des Schleims schon auf eine andere Qualität hingewiesen, die mit dem Element des Wässerigen und dem Ätherischen zusammenhängt. Wie wir sehen werden, ist diese Grenzbildung auch keine statische, sondern sehr stark in das Prozessuale integriert.

Der Mund

Mit dem Mund nehmen wir die Nahrung in uns auf. Wir können auch sagen, mit dem Mund öffnen wir uns gegenüber der Welt. Als Erstes sind da die Lippen, die den Übergang der Haut in die Schleimhaut bilden. In dem Lippenrot drückt sich aus, wie sehr der Blutpol, das Innere des Menschen nach außen strömt. Etwas mit den Lippen zu berühren hat eine andere Qualität als eine Berührung mit der Hand. Es ist eine innigere, intimere Gestik.

Die Mundhöhle wird nach vorne und seitlich durch die Zähne begrenzt, die, in ihrem äußeren Überzug, dem Zahnschmelz, aus der härtesten Substanz, die vom Organismus gebildet wird, bestehen.

Wir wissen auch, dass das Gebiss in seiner Form, ähnlich dem Fingerabdruck, ein Abdruck des Individuellen des Menschen ist. In der Kriminalistik z. B. kann dies eine Bedeutung bei der Identifizierung eines unbekannten Opfers haben.

Die Mundhöhle ist mit Schleimhaut ausgekleidet. Nach oben ist sie durch Knochen begrenzt. Der Mundboden dagegen wird nicht knöchern, sondern durch Muskulatur gebildet, wobei die Zunge als eigenständiges Muskelorgan in den Mundboden einbezogen ist.

So sehen wir, wie der Mund ganz unter dem Formprinzip steht. Lediglich der untere Teil mit dem Unterkiefer zeigt in der Kaubewegung schon eine begrenzte Bewegungsmöglichkeit mit Veränderung der Mundform.

Die Nahrung, der Apfel wird mit dem Mund aufgenommen und erfährt als Erstes den Kontakt mit den Zähnen, die ihn seiner Form nach zerstören. Das Formprinzip und mechanische Kräfte begegnen so im Mund zunächst dem aus der Welt kommenden Apfel und zerstören seine Form. Gleichzeitig beginnen aber schon Stoffwechsel- und Verdauungsvorgänge durch die Einwirkungen der Drüsensekrete aus den Speicheldrüsen. Und dieses wiederum ist begleitet durch eine völlig andere Tätigkeit, dem Schmecken. Das ist nun Nerven-Sinnes-Tätigkeit. Im Mund beobachten wir entsprechend neben dem Beginn der Stoffwechseltätigkeit auch Nerven-Sinnes-Tätigkeit.

Im Schmecken können wir so einen Prozess sehen, in dem sich Außen und Innen sowie Oben (Nerven-Sinnes-System) und Unten (Stoffwechselsystem) berühren.

Im Mund beginnt das Einspeicheln der Nahrung und durch die Wirkung des Enzyms Amylase im Ptyalin aus den Speicheldrüsen die Verdauung der Kohlenhydrate.

Über den Schluckakt wird nun die Speise portionsweise über den Rachen in die Speiseröhre und weiter in den Magen befördert. Wichtig erscheint dabei, dass der Schluckakt bewusst eingeleitet und im Weiteren unbewusst fortgeführt wird.

Die Speiseröhre beginnt im Kehlkopfbereich. Bis hierher ist der Luft- und Nahrungsstrom gemeinsam. Erst ab dem Kehlkopf gibt es eine strikte Trennung, die durch die unbewusst ausgeführten Vorgänge infolge des Schluckaktes, mit Verschluss der Luftröhre durch den Kehldeckel und Öffnung des Eingangsmuskels der Speiseröhre, garantiert wird. Die Speiseröhre stellt einen Muskelschlauch dar, der nach innen zum Lumen hin von Schleimhaut ausgekleidet ist. Die Speiseröhre ist am Kehlkopfknorpel oben und am Zwerchfell unten fixiert. So bleibt ihre schlauchartige Form weitgehend konstant. Sie variiert lediglich, zum einen durch die rhythmischen Muskelkontraktionen, die die Speiseröhre beim Transport der Nahrung in den Magen, aber auch unabhängig von der Nahrungsaufnahme in bestimmten Rhythmen durchführt, zum anderen in der Längsrichtung durch die Atmung, indem das Tiefertreten des Zwerchfells die Speiseröhre dehnt.

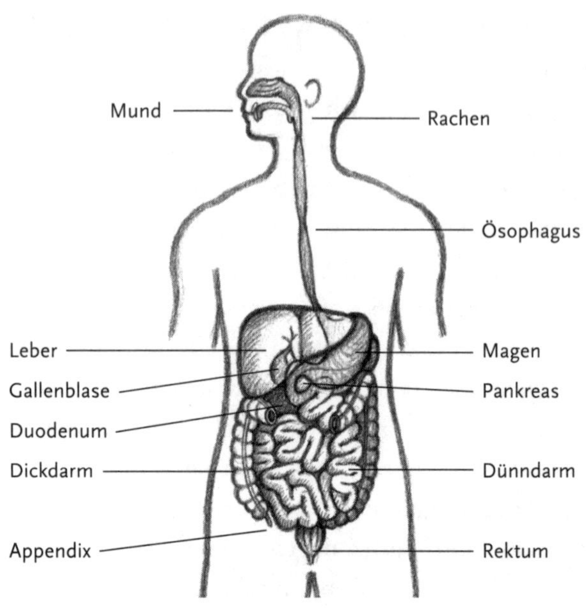

Abb. 15: Der Magen-Darm-Trakt und seine Lage im Bauchraum.

Der Magen

Nach dem Durchtritt durch das Zwerchfell in die Bauchhöhle mündet die Speiseröhre in den Magen. Dieser ist ein mit einer kräftigen Schleimhaut ausgekleideter Muskelsack. Die Form des Magens ist nicht mehr einheitlich, sondern sehr variabel. Allgemein wird die Magenform, bedingt durch den Muskeltonus, als eine dem Angelhaken ähnliche beschrieben. Aber sobald sich zum einen sein Füllungszustand ändert, z. B. nach dem Essen, oder zum anderen die Umgebung ihm den Platz verwehrt, wie das z. B. in der fortschreitenden Schwangerschaft der Fall ist, wobei er nach oben hin und seitlich verdrängt wird, ändert sich seine Form. Dies bedeutet, die Form des Magens variiert entsprechend seiner Umgebung, d. h. dem Platz, den die ihn umgebenden Organe gewähren. Dieses Verhalten, sich in der Form der Umgebung anzupassen, ist eine Qualität des Flüssigen, wie man sie bei jedem Bachlauf, ja jeder Pfütze beobachten kann. Die Flüssigkeit passt sich immer der gegebenen äußeren Form an.

Die Schleimhaut im Magen bildet kräftige Falten, die bei Dehnung, wenn Nahrung oder Flüssigkeit in ihn aufgenommen werden, verstreichen.

Auch im nüchternen Zustand enthält der Magen einen kleinen Sekretsee, der die für die Verdauung notwendige Salzsäure und das eiweißspaltende Enzym Pepsin enthält. Die Eiweißverdauung beginnt im Magen. Hierzu bilden Drüsenzellen in der Schleimhaut das Enzym Pepsinogen, welches unter Einwirkung der ebenfalls in bestimmten Drüsenzellen gebildeten Salzsäure zum Pepsin aktiviert wird, das schließlich die Eiweißverdauung ermöglicht. Ein weiterer wichtiger Vorgang im Magen ist, dass durch die Wirksamkeit der Salzsäure auch Kleinstlebewesen der Außenwelt, die der Nahrung anhaften, wie Bakterien, abgetötet werden. Die Schleimhaut ist im Magen kräftig ausgebildet und erscheint in der Aufsicht gefeldert. Dies bewirken die vielfältigen faltenbildenden Einstülpungen der Schleimhaut, in denen die den Magensaft regulierenden Drüsenzellen lokalisiert sind.

Der Schleimhaut (Mukosa) schließt sich zunächst als mittlere Schicht die Submukosa an, die im Magen weniger stark ausgeprägt ist, und dann die Blutgefäße, die die Ernährung der Mukosazellen gewährleisten.

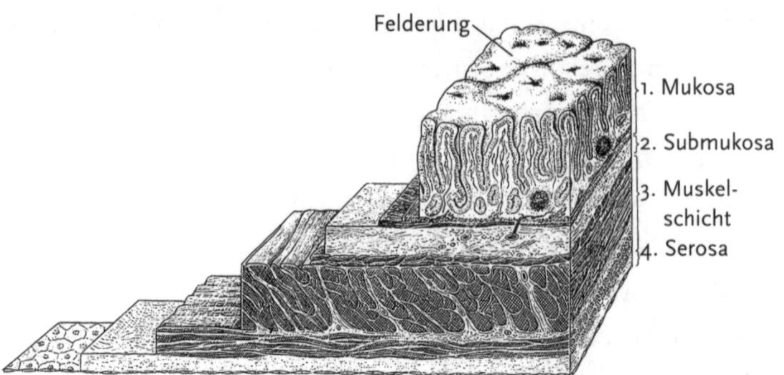

Abb. 16: Die Schichten der Magenwand. Die Schleimhaut (Mukosa) mit ihren Einstülpungen.

Als Schutz vor der Selbstverdauung, schließlich besteht die Schleimhaut selbst aus Eiweißbestandteilen, wird, von wiederum anderen Drüsenzellen, ein die Magenschleimhaut schützender Schleim gebildet.

Damit auch die Speiseröhre von der aggressiven Salzsäure nicht angegriffen wird, ist am Übergang des Magens zur Speiseröhre, dem Mageneingang, ein Muskel lokalisiert, der verhindert, dass die Säure des Magens in die Speiseröhre zurückfließt und hier bei unzureichendem Schutz durch die eiweißverdauende Wirkung eine Entzündung der Speiseröhre verursacht.

Im Magen wird nun die Nahrung vermischt und mit dem Sekret des Magens versetzt. Die Eiweißverdauung beginnt, und die im Mund begonnene Kohlenhydratverdauung wird fortgesetzt.

Die Magenbewegungen

Verschiedene Bewegungsmuster können am Magen unterschieden werden. Zum einen gibt es die mahlende Bewegung, die die Nahrung schichtet und durchmischt. Des Weiteren eine Bewegung, die portionsweise Nahrungsanteile aus dem Magen in den Zwölffingerdarm befördert. Als Drittes schließlich ist die Bewegung zu unterscheiden, die wellenartig, in rhythmischen Mustern, auch im nüchternen Zustand und des Nachts, über den Magen, am Eingang beginnend, zum Pylorus, dem Magenpförtner, hin verläuft, ohne dabei den Inhalt zu transportieren. Diese Bewegung ist vergleichbar der Wellenbewegung auf einem See, die über die Oberfläche dahingleitet. Diese rhythmische Bewegung ist mit «drei Wellen» pro Minute relativ frequenzstabil.[42]

Wenn wir in dieser Weise den Magen betrachten, so finden wir viele Merkmale, die eigentlich charakteristisch für das flüssige Element sind. Die Wellenbewegung ist hierfür typisch, aber auch die Eigenschaft, die eigene Form der Umgebung anzupassen und je nach den dort herrschenden Raumbedingungen zu ändern, ist eine Qualität des Flüssigen. Man denke dabei nur an eine Pfütze, die groß oder klein, je nach der Art der Bodenvertiefung, ihre Form hat. Das Durchmischen des Inhaltes – was im Mund an Nahrung getrennt aufgenommen und portionsweise nacheinander geschluckt wurde, wird im Magen durchmischt – ist ein Flüssigkeitsprozess.

Während im Mund das Formprinzip und noch in dem Neben- und Nacheinander die Gesetzmäßigkeit des Physischen vorherrscht – an dem Ort, an dem einer steht, kann kein anderer stehen –, sehen wir nun im Magen, wie die Form sich wandelt und ein Ineinander auftritt. Wie die Nahrung, die vom

Festen zum Wässerigen geführt wird, zeigen auch die Verdauungsorgane die entsprechenden Merkmale.

Mund	Magen
Element des Festen	Element des Flüssigen
Bestehende Form	Formvariation
Ruhe	Rhythmische Bewegung
Das Nebeneinander und Nacheinander	Das Ineinander-Vermischen

Der Dünndarm

Dem Magen schließt sich nun der erste Teil des Dünndarms, der Zwölffingerdarm, an. Hier wird der im Magen durchmischte Speisebrei den Verdauungssäften der Bauchspeicheldrüse und dem Gallesaft, der portionsweise von der Gallenblase abgegeben wird, ausgesetzt. Die im Mund durch das Ptyalin begonnene Kohlenhydratverdauung und die im Magen durch das Pepsin begonnene Eiweißverdauung wird nun durch die Amylase und das Trypsin, die kohlenhydrat- und eiweißspaltenden Enzyme der Bauchspeicheldrüse, fortgesetzt, unterstützt durch Verdauungsenzyme, die in den Drüsen der Dünndarmschleimhaut gebildet werden. Zudem beginnt nun im Dünndarm die Fettverdauung unter dem Zusammenwirken der Galle und der Lipase, dem fettspaltenden Ferment der Bauchspeicheldrüse.

Mund	Kohlenhydrate
Magen	Eiweiß, Kohlenhydratfortsetzung
Dünndarm	Fette, Eiweiß, Kohlenhydrate

In dem Verdauungsvorgang im Dünndarm wirken also erstmals die inneren Organe, wie die Leber, die die Galle bildet, die Gallenblase und die Bauchspeicheldrüse, mit. Der äußere Verdauungstrakt nähert sich dem inneren Stoffwechselsystem.

Mit dem Übergang vom Magen zum Dünndarm ändert sich das Milieu schlagartig. Während im Magen ein saures Milieu mit einem pH-Wert von 1 herrscht, finden wir nun im Dünndarm einen neutralen bis alkalischen pH-Wert. Dies wird durch die alkalischen Sekrete der Bauchspeicheldrüse und des Dünndarms bewirkt, die die aus dem Magen kommende Säure puffern. Auf diese Bedeutung kommen wir später noch zu sprechen.

Wenn wir auf die Anatomie des Dünndarms schauen, so können wir neben dem ersten Abschnitt, dem Zwölffingerdarm, der, C-förmig an den Magen anschließend, im rechten Oberbauch liegt und eine Länge von etwa zwölf Fingern Breite aufweist, einen zweiten Abschnitt, den ca. 2 m langen Leerdarm (Jejunum) mit vornehmlicher Lage im linken Ober- und Mittelbauch, sowie als dritten Abschnitt den 2,5 m langen, so genannten Krumm- oder Hüftdarm (Ileum) mit vornehmlicher Lage im Unterbauch, unterscheiden. Ca. 5 Meter Dünndarm haben so in unserem Bauchraum Platz zu finden. Dies gelingt durch serpentinenartige Anordnung der Dünndarmschlingen. Dabei ist der Dünndarm in ständiger Bewegung. Ein Stillstand durch Darmlähmung oder Darmverschluss (Ileus) wäre mit dem Leben nicht vereinbar.

Nicht nur die Ausdehnung des Dünndarmes in der Länge,

sondern auch die besondere Ausbildung der Schleimhaut ist bemerkenswert. So beginnen bereits im Zwölffingerdarm spiralförmig angeordnete Faltenbildungen durch Ausstülpungen der mittleren Schleimhautschicht, die sich über den ganzen Dünndarm fortsetzen und erst im Ileum dann zunächst kleiner werden und zum Ende des Dünndarms hin verschwinden. Diese Falten werden von der mittleren Schleimhautschicht gebildet, die hier im Dünndarm dominiert. Die nach innen, dem Lumen hin, folgende Schleimhautschicht (Mukosa) bildet nun auf diesen Falten erneute Ausstülpungen, die als Zotten bezeichnet werden (siehe Abb. 17). Und nicht zuletzt werden noch von der obersten Zellschicht auf diesen Zotten weitere unzählige Ausstülpungen, die so genannten Mikrovilli, gebildet. Die an die Submukosa nach außen hin sich anschließende Muskelschicht ist im Verhältnis nur wenig ausgeprägt.

Durch diese den Dünndarm charakterisierenden Falten, Zotten und Mikrovilli wird eine enorme Oberflächenvergrößerung erreicht. Würde man die Dünndarmschleimhaut, die mit dem Nahrungsbrei in Kontakt tritt, entfalten und ausgebreitet hinlegen, so würde sie problemlos einen Tennisplatz bedecken.

Wir sehen, wie hier von Seiten der Anatomie in der Oberflächenvergrößerung der Schleimhaut ebenso ein Verfeinerungsprozess vollzogen wird, wie es im Verdauungsprozess an der Nahrungsverwandlung beobachtbar ist.

Über die Zotten bildet nun auch das Blutgefäßsystem ein weites Kapillarnetz aus, über das die Aufnahme der kleinsten Nahrungsbestandteile, der Einfachzucker, der Aminosäuren und der kurzkettigen Fettsäuren, erfolgt. Lediglich die langkettigen Fettsäuren und die Triglyceride werden über die Lymphe aufgenommen.

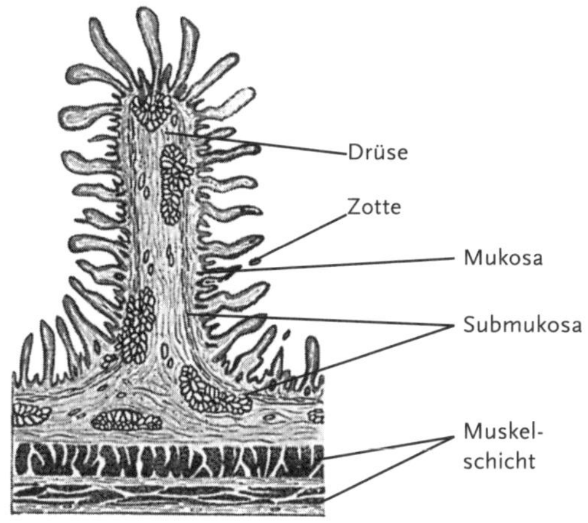

Abb. 17: (Längsschnitt): Oberflächenvergrößerung im Dünndarm. Die Submukosa bildet die Falte und die ihr aufsitzende Mukosa die Zotten.

Die zahlreichen Drüsen in der Dünndarmschleimhaut sondern eine enorme Flüssigkeitsmenge in das Lumen. Während im Magen 1 bis 2 Liter Sekret gebildet wird, werden im Dünndarm über 5 Liter Flüssigkeit in den Darm abgegeben und teilweise wieder rückresorbiert. So findet in den Weiten der Schleimhautoberfläche ein stetiges Strömen des Flüssigkeitsorganismus statt, der in der Absonderung und Wiederaufnahme mit dem Inneren des Menschen in Verbindung steht.

Die Dünndarmbewegungen

Der Dünndarm ist in stetiger Bewegung. Zum einen die Fortbewegung, zum anderen, wie auch schon beim Magen beschrieben, peristaltische Wellen, die rhythmisch über den gesamten Dünndarm gleiten. Auch diese Bewegung ist frequenzstabil und zeigt einen Rhythmus von etwa «zwölf Wellen» pro Minute.[43] Das Verhältnis der peristaltischen Magenbewegung zu der des Dünndarms liegt somit bei 1:4, was auffälligerweise dem Verhältnis von Atmung zum Puls entspricht.

Aber auch innerhalb der Schleimhaut, den Zotten, gibt es Muskelfasern, die zu einer pump- bzw. saugartigen Bewegung der Zotten führen. Diese werden zudem auch im Flüssigkeitsstrom, der durch den Dünndarm gleitet, ähnlich einem Algenteppich im fließenden Wasser, oder wie die reifen Ähren in einem Kornfeld im Wind, hin und her gewogen.

So sehen wir, wie der Dünndarm, zum einen in der enormen Oberflächenvergrößerung, die auch als ein Verfeinerungsprozess anzusehen ist, und zum anderen in dem ständigen Bewegtsein, der Gesetzmäßigkeit des Ätherischen nahekommt.

So wie die Nahrung im Verdauungsprozess durch die Elemente zum Ätherischen geführt wird, so zeigt sich in der Anatomie des Verdauungstraktes auf dem Weg vom Mund zum Dünndarm, bis zur Aufnahme in das Blut, eine zunehmende Wirksamkeit des Ätherischen und Entfernung von der physischen Gesetzmäßigkeit. Das Formprinzip, das noch im Mund dominiert, weicht zunehmend dem Bewegungsprinzip, das im Dünndarm permanent vorhanden ist.

Indem die Nahrung den Magen verlässt und in den Bereich der Dünndarmwirksamkeit kommt, hat sie ihren Zusammenhang mit der äußeren Welt verloren, was auch durch die Abtötung der ihr anhaftenden Mikroben durch die Magensäure zum Ausdruck kommt. So ist der Dünndarminhalt weitgehend steril.

Jetzt kommt die Nahrung, zwar noch innerhalb des Magen-Darm-Traktes, in den Geltungsbereich des inneren Menschen, was sich auch darin ausdrückt, dass nun die inneren, jenseits

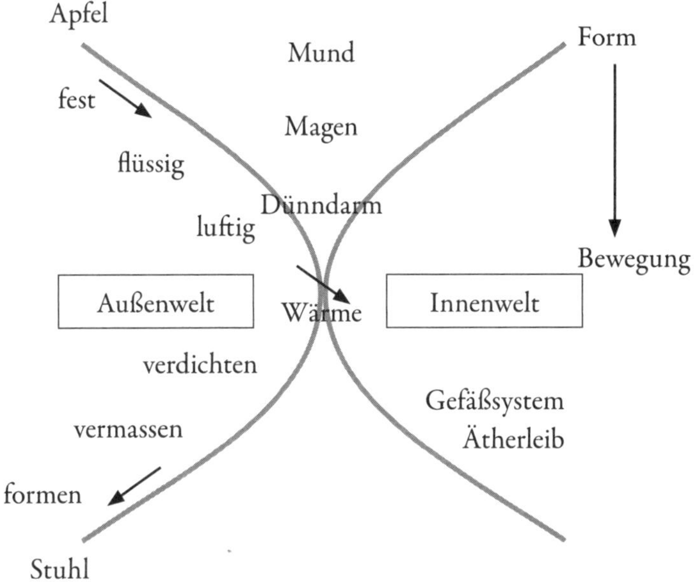

Abb. 18: Der Weg der Nahrung durch die Elemente und die Verdauungsorgane. Von der Form zur Bewegung.

der Darmwand liegenden Drüsenorgane Leber und Bauchspeicheldrüse mit ihren Verdauungssäften am weiteren Verdauungsprozess beteiligt werden.

Der Dickdarm

An den Dünndarm schließt sich nun der Dickdarm (Colon) an. Im rechten Winkel mündet der Dünndarm in den Dickdarm. An seinem Übergang findet sich eine lippenartige Klappe, die Bauhin'sche Klappe, die ähnlich einem Ventil den Rückstrom des Darminhaltes aus dem Dickdarm in den Dünndarm verhindert. Der Dickdarm umfasst in seiner Lage den Verdauungstrakt wie ein Rahmen. Im rechten Unterbauch beginnend steigt er zunächst nach oben bis an den unteren Rand der Leber, als wolle er so noch einmal Leichte repräsentieren. Er biegt dann um in den querverlaufenden Teil, der an der Vorderseite des Magens, diesen berührend, vorbeizieht, um sich dann in Höhe der Milz wiederum nach unten, der Schwere zuzuwenden. Es folgt der absteigende Teil, dem sich im linken Unterbauch ein S-förmiger Anteil (Sigma) anschließt, bevor er sich über den Enddarm im Anus nach außen wendet.

In dem aufsteigenden Teil imponiert noch einmal die Leichtekraft, als Nachklang an die Herkunft aus der Gesetzmäßigkeit des Ätherischen. Im absteigenden Teil, dem Colon descendens, kommt dann die Hinwendung zur Erde, zur Schwere, zum Physischen zum Ausdruck. Dazwischen liegt das querverlaufende Colon transversum, das als Brücke den aufsteigenden- und absteigenden Schenkel des Dickdarms verbindet.

Die Aufgabe des Dickdarmes besteht zunächst darin, den aus dem Dünndarm kommenden flüssigen Stuhl durch Wasserentzug einzudicken, ihn einzuschleimen, zu formen und auszuscheiden. Zudem werden im Dickdarm noch für den Organismus wichtige Substanzen, wie Vitamine und Elektrolyte resorbiert. Auch ist der Dickdarm der Ort für die Darmflora, der

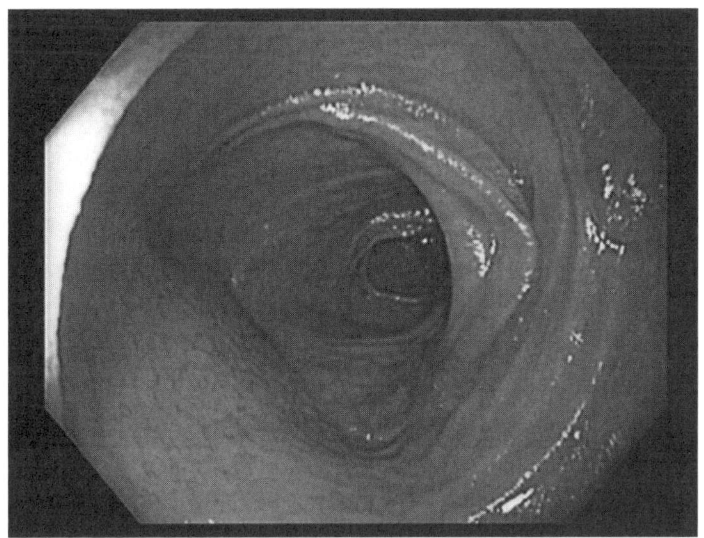

Abb. 19: Blick in das terminale Ileum. Mit bloßem Auge sind die kleinen Zotten erkennbar. Vorherrschende Bewegung.

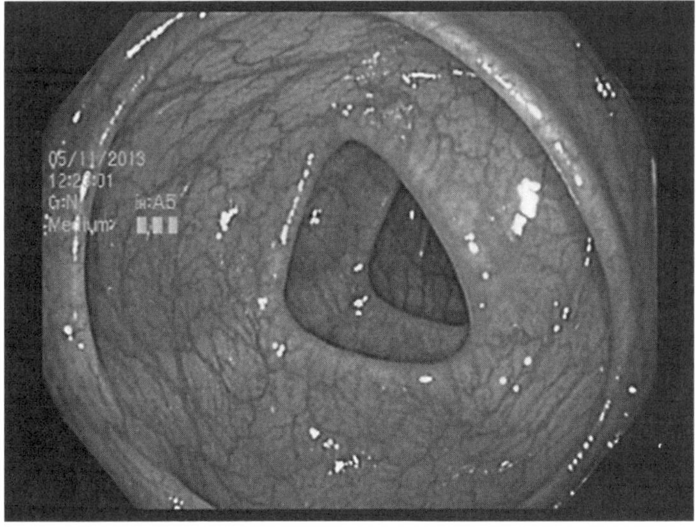

Abb. 20: Blick in das Colon transversum. Durchscheinende Gefäße, kräftige Faltenbildung. Vorherrschende Form.

vielfältige Aufgaben, die für den Organismus essenziell sind, zukommen.

Schauen wir auch hier auf die Polarität von Form und Bewegung, so sehen wir wie im Dickdarm wieder die Form dominiert, die durch die Anordnung der Ringmuskulatur entsteht. Immer wieder beeindruckend ist es für den Endoskopiker, wenn er bei der Darmspiegelung das terminale Ileum erreicht hat und auf dem Weg zurück, den Darm von innen betrachten kann. Während beim Blick in das terminale Ileum die ständige Bewegung der Schleimhaut und der direkt sichtbaren kleinen Zotten imponiert, dominiert beim Rückzug des Gerätes in den Anfangsteil des Dickdarmes die Form, die arkadenartig durch die Ringfalten gebildet wird und die wir auch als Architektur des Dickdarmes bezeichnen.

Wir sehen, wie sich im Dickdarm die Prozesse des oberen Verdauungstraktes umdrehen. Während im Magen und Dünndarm eine ständige Verfeinerung und Auflösung der Nahrungsstoffe stattfand, wird nun der Darminhalt wieder verdichtet und zusammengefügt. Waren die Prozesse im oberen Verdauungstrakt darauf ausgerichtet die Nahrung durch die Elemente zu führen und für die Aufnahme in den Ätherleib des Menschen, als belebte Substanz, vorzubereiten, so finden wir nun im Dickdarm die Prozesse, die den Stuhl auf dem umgekehrten Weg durch die Elemente wieder zum Festen und zur Form führen.

Nur etwa die Hälfte der festen Stuhlbestandteile, der größte Teil der gesamten Stuhlmasse, bis zu 70 Prozent, besteht noch aus Wasser, sind Nahrungsreste. Der andere Teil stammt dagegen aus dem Organismus. Dies sind vor allem Darmbakterien, die bis zu 30 Prozent ausmachen, abgestoßene Darmschleimhautzellen und in den Darm zur Ausscheidung abgegebene körpereigene Stoffe. Man macht sich das immer gar nicht klar, dass von der sichtbaren Stuhlmasse letztlich nur ein geringerer Teil als unverdauliche Nahrungsbestandteile angesehen werden kann.

Ein gänzlich neues Milieu finden wir im Dickdarm vor. Wurden durch die Einwirkung der Magensäure die der Nahrung noch aus der Außenwelt anhaftenden Bakterien abgetötet und so im Dünndarm ein weitgehend bakterienfreies Milieu gewährleistet, so finden wir im Dickdarm ein ungeheures Bakterienleben. Hunderte von verschiedenen Bakterienarten mit zehnmal mehr Bakterien, als der gesamte Organismus über Zellen verfügt, leben hier gleichsam in einem ökologischen Gleichgewicht, das als Darmflora bezeichnet wird.

Auf die Bedeutung der Darmflora werden wir später im Besonderen noch einzugehen haben. Das Milieu, das durch dieses Bakterienleben entsteht, ist geprägt durch Sauerstoffarmut, Gärung und Fäulnis und ist somit extrem lebensfeindlich.

Wirken im oberen Verdauungstrakt durch die Verdauungsenzyme Todesprozesse auf die Nahrung, die aber dazu führen, dass sie zu neuem Leben jenseits der Darmwand auferstehen kann, so wirken im Dickdarm Lebensprozesse, die über Gärung und Fäulnis mit der Ausscheidung in die Außenwelt zum Tode führen.

Die Dickdarmbewegungen

Auch im Colon können wir verschiedene Bewegungen unterscheiden. Zum einen ist dies eine Bewegung, die segmental durch aufeinander abgestimmte Tonusveränderungen der Ring- und Längsmuskulatur zu einer Durchmischung des Stuhles führt und die Resorption der Flüssigkeit ermöglicht.

Diese Bewegung ist vor allem in den ersten Abschnitten des Colons nachweisbar. Zu dieser Bewegung kommt des Weiteren eine peristaltische und antiperistaltische Bewegung hinzu, in der der Stuhl vorwärts, aber auch wieder rückwärts, transportiert wird. Schließlich findet etwa zwei- bis dreimal täglich eine sogenannte Massenbewegung, auch Kolonstürme genannt, statt, bei der die Bewegung im Cœcum beginnt und durchschnürend über den Dickdarm bis in das Sigma verläuft. Bei dieser Bewegung wird in großem Ausmaß der Stuhl über weite Strecken des Dickdarms befördert.

Dem ständigen Bewegtsein des Dünndarms steht nun wieder ein Bewegungsmuster verschiedener und nacheinander folgender Bewegungen mit mehr oder weniger langen Ruhephasen gegenüber. Dabei sind die Bewegungen hier darauf ausgerichtet, nicht den Inhalt des Darmes zu verfeinern, wie es im oberflächlichen Bewegungsmuster des Dünndarmes geschieht, sondern diesen zu ergreifen, zu verdichten und zu formen.

Während die Passage der Nahrung durch den langen Dünndarm konstant und in wenigen Stunden geschieht, kann der Stuhl, auch je nach Beschaffenheit, sehr lange im Dickdarm verweilen. Tage bis zu einer Woche können Substanzen im Dickdarm bleiben, bis sie zur Ausscheidung gelangen, ohne dass dabei ein krankhafter Befund vorliegt.

Im Dickdarm findet eine Umkehr der Prozesse des oberen Verdauungstraktes statt. Dem Weg der von außen kommenden Nahrung nach innen im oberen Verdauungstrakt stellt sich der Weg von innen nach außen im Dickdarm gegenüber.

Während im Mund bei der Aufnahme der Nahrung ihre Beschaffenheit bewusst wahrgenommen wird und mit dem

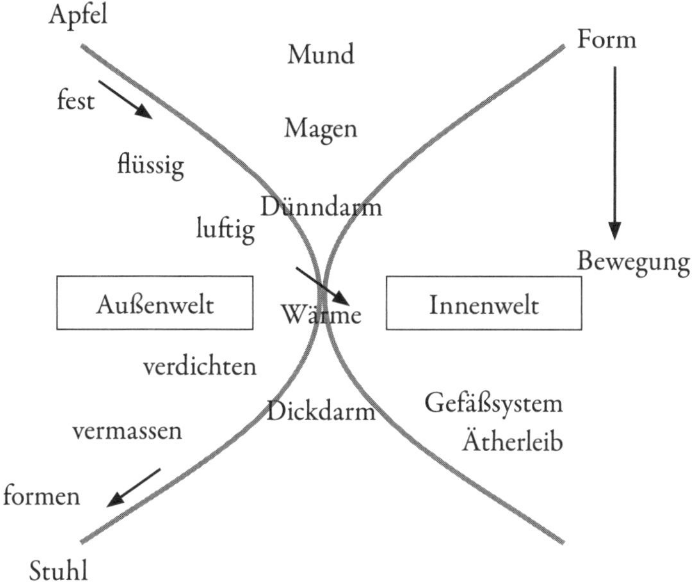

Abb. 21: Der Weg durch die Elemente in der Nahrungsaufnahme und Ausscheidung.

Schluckakt, der bewusst eingeleitet und unbewusst fortgeführt wird, das Bewusste ins Unbewusste gleitet, wird in der Ausscheidung, der Defäkation, die unbewusst eingeleitet und bewusst ausgeführt wird, wieder ein Bewusstsein mit der Wahrnehmung der Beschaffenheit, ob fest, flüssig oder gasförmig, erreicht.

Der innere Aufbau des Magen-Darm-Traktes

Der Magen-Darm-Trakt ist in seinem inneren Aufbau nach einem einheitlichen Prinzip gestaltet. Die innerste Schicht wird durch die Schleimhaut (Mukosa) gebildet. Dieser folgt in der

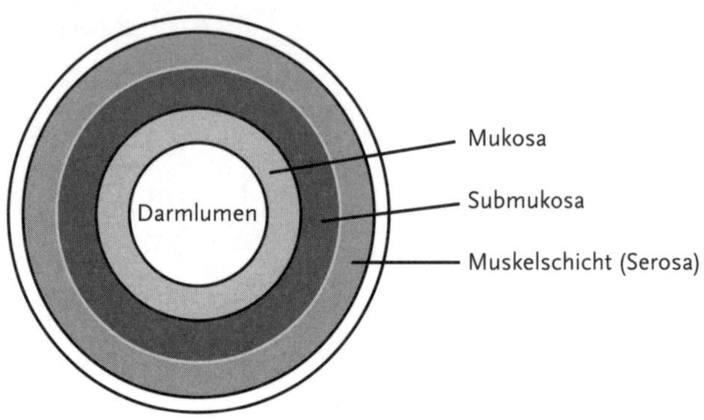

Abb. 22: Der einheitliche Aufbau der Wand des Magen-Darm-Traktes im Längs- (oben) und Querschnitt (unten).

Wand nach außen die Ernährungsschicht (Submukosa), in der vornehmlich die Gefäße vorkommen. Darunter, weiter nach außen zu, findet sich die Muskelschicht, die in eine innere ringförmige und äußere Längsmuskelschicht unterschieden wird. Schließlich als letzte äußere Schicht wird die Wand durch eine dünne Bindegewebshaut (Serosa) abgeschlossen.

Betrachtet man die innere Schleimhautschicht, die Mukosa, genauer, so findet man diese wiederum gegliedert in eine Epithelschicht, deren Zellen den direkten Kontakt mit der Nahrung haben, eine darunter liegende Bindegewebsschicht, ähnlich der Submukosa, und darunter eine kleine Muskelschicht.

So bildet die innere Schleimhautschicht im Kleinen noch einmal dasselbe Prinzip ab, das die gesamte Wand auszeichnet.

Betrachtet man nun die verschiedenen Abschnitte des Magen-Darm-Traktes, so findet man deutlich Unterschiede in der Ausprägung der verschiedenen Schichten.

Vom Mund bis einschließlich Magen ist in besonderer Weise die Schleimhaut, die Mukosa, dominant. Ihr kommt eine gewisse Wahrnehmungsfunktion zu. Im Magen selbst ist die Schleimhaut kräftig ausgebildet (siehe Abb. 16). Sie stülpt sich, Grübchen bildend, ein und enthält die Drüsenzellen für die Bildung der Salzsäure, des Pepsinogen und des schützenden Magenschleims. Zudem enthält sie Wahrnehmungsorgane, einerseits für das vorhandene Milieu, die Säureverhältnisse, und andererseits aber auch für die Beschaffenheit der Nahrung, wodurch direkt die Magenfunktion beeinflusst wird. So bewirkt ein vermehrter Säurebedarf über eine Hormonfreisetzung eine Stimulierung der säurebildenden Zellen, und eine fettreiche Nahrung führt zu einer längeren Verweildauer im Magen als eine fettarme kohlenhydratreiche Nahrung.

Mit dem Übergang vom Magen in den Zwölffingerdarm, den Dünndarm, verändert sich die Ausprägung der Darmwandschichten schlagartig. Jetzt ist die Submukosa, die Ernährungsschicht, die Dominierende. Sie ist sehr kräftig ausgebildet. Sie stülpt sich nach innen, dem Lumen zu, aus und bildet mit dem bloßen Auge sichtbare Falten, die spiralförmig den Dünndarm durchziehen (siehe Abb. 17). Ihre vielfältigen Drüsen sondern Sekrete und Verdauungsenzyme in das Darminnere ab, wobei in 24 Stunden über 5 Liter Flüssigkeit abgegeben werden. Die der Submukosa aufliegende Mukosa, die im Magen eine Einstülpung zeigte, stülpt sich nun ebenfalls in Form von Zottenbildungen zum Lumen hin aus. Und schließlich zeigen die obersten Schleimhautzellen weitere Ausstülpungen, die Mikrovilli, wodurch letztlich die enorme Oberflächenvergrößerung der Dünndarmschleimhaut ermöglicht wird.

Rhythmische Prozesse sind nun im Dünndarm vornehmlich zu verfolgen. Der Abgabe der Sekrete und Verdauungsenzyme steht die Aufnahme der Nahrungsstoffe gegenüber. Sekretion der aus dem Inneren kommenden und Resorption der aus dem Äußeren kommenden, jeweils im flüssigen Medium gelösten Substanzen, ein Austausch zwischen dem Inneren und Äußeren, ähnlich einem Atmungsvorgang im Flüssigen. Entsprechend sind auch die Darmbewegungen, wie wir gesehen haben, vorwiegend rhythmisch.

Im Dickdarm schließlich ist es nun die Muskelschicht der Darmwand, die eine dominierende Ausprägung bekommt. Zum einen ist es die innere Ringmuskelschicht, die sich kräftig ausbildet, zusammenzieht und dem Dickdarm seine charakteristische Form mit Ausbildung der Haustren verleiht. Zum anderen bündelt sich die äußere Längsmuskelschicht zu drei kräftigen Längsmuskelbändern, den Taenien. Diese besondere Betonung der Muskulatur im Dickdarm, die sich ähnlich der Extremitätenmuskeln zu einem Muskelbündel zusammenziehen, ermöglicht nun die wiederum mechanische Durcharbeitung des Stuhls, seine Befestigung und Ausscheidung nach außen. Submukosa und Mukosa sind ebenfalls kräftig. Immerhin müssen auch im Dickdarm enorme Flüssigkeitsmengen resorbiert und der Stuhl zudem eingeschleimt werden.

Die Dreigliederung im Magen-Darm-Trakt

Wenn wir den Magen-Darm-Trakt, der in seiner Gesamtheit zum Stoffwechselsystem des Menschen gehört, von oben nach unten sowie in seinem Wandaufbau von innen nach außen betrachten, so können wir im gewissen Sinne eine Dreigliederung beobachten.

Im ersten Abschnitt, vom Mund bis einschließlich Magen, sehen wir eine Wahrnehmungsfunktion gegenüber der von außen kommenden Nahrung, vom bewussten Schmecken bis zur mehr unbewussten Wahrnehmung im Magen. Ein Restbewusstsein ist auch im Magen noch vorhanden, denken wir z. B. an ein heißes Getränk, das wir mit Bewusstsein bis in den Magen verfolgen können, oder auch, dass wir uns durch Erbrechen noch von etwas wieder befreien können, das schon geschluckt wurde. Ist die Nahrung erst mal in den Dünndarm gelangt, so ist eine derartige Befreiung davon nicht mehr möglich. Entsprechend dieser Wahrnehmungsfunktion ist in diesem oberen Verdauungstrakt die innere Schleimhautschicht, die Mukosa, besonders ausgebildet. Diese bildet Einstülpungen.

Im zweiten Abschnitt, dem Dünndarm herrschen die rhythmischen Vorgänge vor. Besonders ausgebildet ist dabei die Submukosa, die mittlere Schicht der Darmwand, die sich zu Falten ausstülpt. Auch die darüber liegende Mukosa bildet in den Zotten Ausstülpungen, und sogar die Membranen der Epithelzellen stülpen sich zu den Mikrovilli aus, wodurch eine enorme Oberflächenvergrößerung bewirkt wird.

Im dritten Abschnitt, dem Dickdarm, dominiert schließlich die Muskelschicht, die dem Dickdarm im gewissen Sinne Gliedmaßencharakter verleiht.

Mund Ösophagus Magen	Mukosa dominiert	Einstülpung	Wahrnehmung Bewusstsein ↓ Unbewusstsein	Nerven- Sinnes- Prozesse
Duodenum Jejunum Ileum	Submukosa dominiert Kerkring'sche Falten	Ausstülpung	Unbewusstsein	Rhyth- mische Prozesse
Dickdarm	Muskelschicht Haustren Taenien	Zusammen- ziehung	Unbewusstsein ↓ Bewusstsein	Bewegung Form- gebung

Natürlich sind alle Schichten überall im Magen-Darm-Trakt vertreten, aber ihre Dominanz ist, wie im ganzen dreigegliederten Organismus, unterschiedlich ausgeprägt. Weitergehend ist diese dreifache Gliederung anatomisch und funktionell noch im oberen Verdauungstrakt mit Mund – Speiseröhre – Magen, im mittleren mit Duodenum – Jejunum – Ileum und im unteren Verdauungstrakt, dem Dickdarm, mit aufsteigendem – querverlaufenden und absteigenden Abschnitt zu sehen.

So sehen wir, wie auch innerhalb des Magen-Darm-Traktes, der der äußere Teil des Stoffwechselsystems ist, das Prinzip der Dreigliederung gültig ist.

Die Anatomie als Ausdruck der Aufgabe und Funktion

In einer derartigen Betrachtungsweise erkennt man, dass sich in der Gestalt des Magen-Darm-Traktes seine Aufgabe ausdrückt. Die Anatomie ist letztlich Ausdruck der Funktion.

Aufgabe im Magen-Darm-Trakt ist es, die Nahrung zu befähigen, lebende Substanz des Organismus zu werden. Er ist gleichsam die Schule, die die Nahrung zu durchlaufen hat, bis sie in den Organismus aufgenommen werden kann. Hierbei wird die Nahrung durch die Gesetzmäßigkeit der Elemente geführt; und jedem dieser Stadien, die die Nahrung dabei durchmacht, entsprechen auch die anatomischen Strukturen des Magen-Darm-Traktes und deren Funktion.

Dagegen wird ein Studium, das sich auf die Beschreibung der Einzelorgane und ihrer Funktion beschränkt, einen derartigen Zusammenhang nicht aufzeigen können.

Nun sind die Gestaltung der Organe, die Dreigliederung des Organismus und seine Funktion eine Folge des Zusammenwirkens der vier Wesensglieder. Wie sich dieses Zusammenwirken im Magen-Darm-Trakt und in der Verdauung gestaltet, wollen wir im Folgenden betrachten.

III Die Tätigkeit der vier Wesensglieder im Verdauungstrakt

Betrachten wir nun die Verdauungsvorgänge in den verschiedenen Abschnitten des Verdauungstraktes unter dem Aspekt der Tätigkeit und des Zusammenwirkens der vier Wesensglieder.

Mund

Wie wir gesehen haben, beginnt die Nahrungsaufnahme mit dem Ergreifen und der mechanischen Zerkleinerung der Speise durch die Zähne. Zugleich beginnen die ersten chemischen Auflösungsprozesse durch das im Speichel anwesende Ptyalin. Es sind die Kohlenhydrate, die hier ihre erste Auflösung erfahren. Bei lange genug wirkender Einspeichelung im Mund wird die Kohlenhydratverdauung bis zum Traubenzucker fortgeführt, der bereits im Mund direkt, unter Umgehung des Pfortadergebietes und der Leber, in das Blut aufgenommen wird. Wenn wir lange genug an einem Stück Brot kauen, können wir schmecken, wie ein Süßes entsteht.

In dem Herauslösen des Zuckers aus der Nahrung können wir die Wirksamkeit der Ich-Organisation des Menschen sehen. In *Grundlegendes für eine Erweiterung der Heilkunst* heißt es im 8. Kapitel:

> «Wenn die Umwandlung der Stärke durch das Ptyalin stattfindet, so steht der Vorgang an der Grenze dessen, was sich im Menschen im Bereich dessen abspielt, das in dem Kapitel II die Ich-Organisation genannt worden ist. In deren Bereich geht die erste Umwandlung des von außen Aufgenommenen vor sich. Traubenzucker ist eine Substanz, die im Bereich der Ich-Organisation wirken kann. Er ist dem Geschmack des

> Süßen entsprechend, der in der Ich-Organisation sein Dasein hat.»[44]

Und etwas weiter findet sich die konkrete Aussage:

> «Man kann also im Bereich des Materiellen die Ich-Organisation an der Anwesenheit des Zuckers verfolgen. Wo Zucker ist, da ist Ich-Organisation; wo Zucker entsteht, da tritt die Ich-Organisation auf, um die untermenschliche (vegetative, animalische) Körperlichkeit zum Menschlichen hin zu orientieren.»[45]

Das Auftreten des Zuckers im Stoffwechselgeschehen des Menschen ist gleichsam eine Spur im Physischen, die die Tätigkeit der Ich-Organisation anzeigt. Insofern wir im weiteren Verdauungsvorgang immer wieder die Kohlenhydratverdauung fortgesetzt finden, verfolgen wir dabei die Tätigkeit der Ich-Organisation des Menschen.

Als Erstes im Verdauungsvorgang im Mund haben wir die Wirksamkeit der Ich-Organisation vor uns.

Bei der Betrachtung der Anatomie des Mundes haben wir das dort vorherrschende Formprinzip, das noch in besonderer Weise durch die Zahnbildung betont wird, herausgestellt. Die Zähne bzw. das Gebiss des Menschen zeigen in besonderer Weise Merkmale der Individualität an, weshalb es zur Identifikation von Menschen, u. a. in der Kriminalistik, herangezogen werden kann. Auch hierin kann man die Wirksamkeit des Ich erkennen, das im Menschen die Form schafft.

Die Tätigkeit und Wirksamkeit der Wesensglieder kann schlagwortartig charakterisiert werden:

- Der Ätherleib belebt
- Der Astralleib bewegt
- Das Ich gestaltet

Das Ich ist stets der Gestalter. Es gestaltet die Form, es gestaltet die Bewegung, es gestaltet die Sprache und es gestaltet das Leben zur Biografie.

Magen

Im Magen wird der im Mund begonnene Verdauungsprozess fortgesetzt. Indem die Wirkung des Ptyalins in dem eingespeichelten Nahrungsbrei anhält, findet auch im Magen noch eine gewisse Kohlenhydratverdauung statt. Als Wesentliches und Neues beginnt hier aber nun die Eiweißverdauung. Voraussetzung dafür ist im Magen die Säurebildung, durch die die Umwandlung des in der Magenschleimhaut gebildeten Pepsinogens in das eiweißspaltende wirksame Pepsin erfolgen kann. In *Grundlegendes für eine Erweiterung der Heilkunst* wird dazu ausgeführt:

> «Entsteht aus dem Stärkemehl durch den Magensaft Zucker, so bedeutet dies, dass die Ich-Organisation in den Bereich des Verdauungssystemes eindringt. Für das Bewusstsein ist dann der Geschmack des Süßen nicht da; aber was im Bewusstsein – im Bereich der Ich-Organisation – vorgeht, während «süß» empfunden wird, das dringt in die unbewussten Regionen des menschlichen Körpers, und die Ich-Organisation wird dort tätig.
>
> In den uns unbewussten Regionen hat man es nun im Sinne von Kapitel II zunächst mit dem astralischen Leib zu tun. (…) Bewusst kann der Mensch nur sein durch dasjenige, was in seiner Ich-Organisation so wirkt, dass diese durch nichts übertönt oder gestört wird, sodass sie sich voll entfalten kann.

Das ist innerhalb des Bereiches der Fall, in dem die Ptyalinwirkungen liegen. Im Bereich der Pepsinwirkungen übertönt der Astralleib die Ich-Organisation. Die Ich-Tätigkeit taucht unter in die astralische.»[46]

Der Magen ist ein Organ des Astralleibes. Als besonderer Ausdruck hierfür kann die Säurebildung gesehen werde. Säure entsteht unter der Wirkung des Astralleibes. Im Organismus ist der Astralleib abbauend tätig, und als Folge des Abbaus entsteht Säure. D.h. wir können in dem Auftreten der sauren Valenzen im Körper eine Spur der astralischen Tätigkeit erkennen. Ein weiteres Kennzeichen der Wirksamkeit der astralischen Organisation im Magen ist die Einstülpung der Schleimhaut, die ihrer Gestik nach eine Gastrulation ist.

Auch der Beginn der Eiweißverdauung weist auf die Wirksamkeit des Astralleibes hin. Hat doch der Astralleib eine besondere Beziehung zum Eiweiß. Eiweiß ist das wesentliche Element der Muskeln, die im Tierreich auftreten und Grundlage der Bewegungsfähigkeit sind. Der Stickstoff ist das Element, das die Aminosäuren und damit das Eiweiß charakterisiert. Er ist das Element der Luft. Der Anteil des Stickstoffgases in der Luft liegt bei 75 Prozent, der des Sauerstoffes nur bei 21 Prozent. Dort, wo sich die Pflanzen in der Blüte dem Luftraum und der Insektenwelt, der Astralität, öffnen, da entsteht auch in der Pflanze als Niederschlag dieser Berührung das pflanzliche Eiweiß im Samen.[47]

In unserem Sprachgebrauch drückt sich in vielfältiger Weise auch der Zusammenhang des Magens mit unserem bewussten Seelenleben aus, insofern dies vom Astralleib, der im Spektrum zwischen Sympathie und Antipathie wirkt, geprägt wird. Sätze wie: «Es schlägt mir auf den Magen»; «Es stößt mir sauer auf»; «Es ist zum Erbrechen», aber auch: «Liebe geht durch den Magen» spiegeln diesen Zusammenhang wider.

Während also im Mund die Ich-Organisation den Verdauungsprozess mit der Ptyalinwirkung auf die Kohlenhydrate einleitet, übernimmt im Magen der Astralleib die Führung der weiteren Verdauung durch die Pepsinwirkung im sauren Milieu auf die Eiweiße. Auch die Ich-Organisation ist weiter tätig, insofern die im Mund begonnene Kohlenhydratverdauung in der eingespeichelten Nahrung fortwirkt, wird aber von dem Astralleib übertönt. Die Ich-Organisation ist unter die astralische Organisation getaucht.

Dünndarm

Mit dem Übergang des Nahrungsbreis aus dem Magen in den Zwölffingerdarm wird der Verdauungsprozess fortgesetzt. Portionsweise wird der saure Nahrungsbrei ins Duodenum befördert und kommt nun dort in Kontakt mit dem Sekret der Bauchspeicheldrüse (Pankreas) und der Galle, die, jeweils gezielt und in zeitlicher Abstimmung mit dem Ankommen des Nahrungsbreis im Duodenum, abgesondert werden. Neben der Kohlenhydrat- und Eiweißverdauung, die im Dünndarm fortgesetzt und durch neue Enzyme aus der Bauchspeicheldrüse und der Dünndarmschleimhaut neu belebt wird, beginnt nun auch die Fettverdauung mithilfe der Gallensäuren und der Lipase, dem fettspaltenden Enzym des Pankreas.

Eine völlig andere Welt als im Magen erwartet den Nahrungsbrei im Dünndarm. Zunächst wird die aus dem Magen kommende Säure von dem alkalischen Sekret des Pankreas gepuffert, sodass bereits im Zwölffingerdarm ein neutrales bis leicht alkalisches Milieu vorliegt. Die im Magen erfolgte kräftige Durchmischung und Schichtung des Nahrungsbreis, mit der durchaus noch mechanischen Einwirkung der Magenmuskulatur, weicht nun, in der Folge der kontinuierlichen weiteren Verflüssigung und Verfeinerung, einem Strömen im sich stets in Bewegung befindlichen Dünndarm. Dabei kommt dem Verfeinerungsprozess der Nahrung die enorme Oberflächenvergrößerung der Dünndarmschleimhaut entgegen.

Der Übergang vom Magen zum Dünndarm. Ein Atmungsprozess

So wie der Magen ein Organ des Astralleibes ist, so ist der Dünndarm ein Organ des Ätherleibes. Im Verdauungsprozess im Dünndarm tauchen entsprechend Ich-Organisation und Astralleib in den Ätherleib.

Urbildlich ist das Sich-Verbinden bzw. Eintauchen des Astralleibes in den Ätherleib ein *Atmungsvorgang*, in dem sich die Luft mit dem Flüssigen, dem Blut, verbindet. Eindrucksvoll kann dies auch daran abgelesen werden, dass wir im Magen noch durchaus eine Trennung von Luft und Flüssigkeit haben. Im Magenfundus, dem oberen Magenanteil, findet sich stets Luft, die im Röntgenbild des Abdomens im Stehen linksseitig unter dem Zwerchfell als Magenluftblase imponiert. Darunter, basal im Corpus, dagegen liegt ein Sekretsee, der bei nüchternem Magen stets vorhanden ist. Entsprechend der Gesetzmäßigkeit im Physischen ist die Flüssigkeit in der Schwere unten und die Luft in der Leichte oben anzutreffen. Schaut man nun in den Dünndarm, so begegnet uns dort Schaum. Luft und Flüssigkeit sind verbunden. Die Luft ist in die Flüssigkeit untergetaucht. Entsprechend ist in der Röntgenaufnahme des Abdomens im gesunden Zustand auch keine Luft im Dünndarm abgebildet.

Im Dünndarm gibt es praktisch kein Oben und Unten mehr. Alles ist in die Leichte aufgenommen.

Ein weiterer Aspekt, der beim Übergang vom Magen in den Dünndarm auf einen Atmungsvorgang hinweist, ist die Bewegung. Wie bereits erwähnt, haben wir im Magen eine peristaltische Bewegung, die etwa dreimal in der Minute über den Magen läuft. Im Dünndarm haben wir etwa zwölfmal in der Minute eine peristaltische Bewegung. Das Verhältnis der Dünndarmbewegung zum Magen beträgt so 4:1, was wiederum exakt dem Puls-Atem-Quotienten entspricht.

Ein Spezifikum der Wirksamkeit des Ätherischen ist die Oberflächenvergrößerung. Auch dies ist im Dünndarm durch seine Länge, seine Faltenbildungen, die spiralförmig – auch die Spiralform ist ein Charakteristikum des Ätherischen – angeordnet sind, den auf den Falten sitzenden Zotten und schließlich noch den Ausstülpungen der Zellwände, der Mikrowilli, in vorbildlicher Weise gegeben.

So wie der Zucker eine Spur der Ich-Organisation und die sauren Valenzen Attribute der astralischen Wirksamkeit sind, so sind die Basen Ausdruck der ätherischen Wirksamkeit. Überall wo Säuren auftreten, haben wir eine Spur des Astralleibes, und dort, wo Basen erscheinen, eine Spur der Wirksamkeit des Ätherleibes. Bestimmen und beurteilen wir also eine Blutgasanalyse, so sehen wir darin, in dem Säure-Basen-Gleichgewicht, eigentlich ein Bild des Zusammenwirkens von Astralleib und Ätherleib.

Spuren der Wesensgliedertätigkeit:

- Ich-Organisation -------------- Zucker
- Astralleib -------------------- Säure
- Ätherleib -------------------- Basen

Ein weiteres Charakteristikum der Wirksamkeit des Ätherleibes ist die Ausstülpung der Schleimhaut, eine Art angedeuteter Kugelbildung, gegenüber der astralisch bedingten Einstülpung.

Das bisher Dargestellte zusammenfassend, zeigt sich im Verdauungsvorgang ein schrittweises Sich-Verbinden der Wesensglieder. Im Mund ist zunächst die Ich-Organisation tätig. Diese taucht im Magen unter die astralische Organisation, um dann im Dünndarm zusammen mit dem Astralleib in den Ätherleib einzutauchen. So verbindet der Mensch sich im Verdauungsprozess mit sich selbst.

Indem wir uns in der Nahrungsaufnahme mit der Welt verbinden, verbinden wir uns mit uns selbst. Mit Recht sagt der Volksmund: «Essen hält Leib und Seele zusammen!»

Wir haben gesehen, wie die Nahrung auf dem Weg, belebte Substanz zu werden, in den eigenen Ätherleib aufgenommen zu werden, durch die Elemente geführt wird. Wie auf diesem Weg durch die Verdauung Todesprozesse auf sie einwirken und alle Zugehörigkeit zur äußeren Welt von ihr genommen wird. Gleichzeitig wird sie aber auf dem Weg durch die Elemente zu neuem Leben vorbereitet.

Wir haben weiter erfahren, dass die Organe, in denen die Verdauungsprozesse geschehen, in ihrer Anatomie und Funktion den Elementen entsprechend betrachtet werden können. Wie diese vom Mund bis zum Dünndarm den Weg vom Physischen

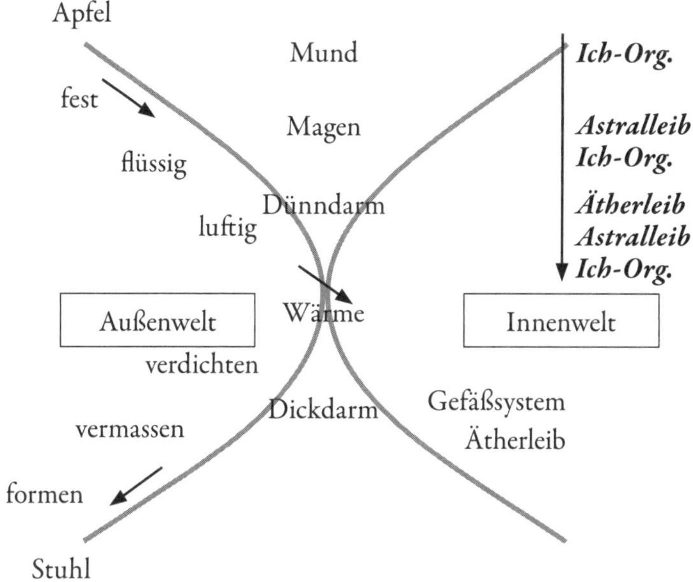

Abb. 23: Die Wesensglieder im Verdauungsprozess.

zum Ätherischen repräsentieren. Von der Form zur Bewegung, vom Stoff zum Prozess.

Und schließlich konnten wir die Tätigkeit der Wesensglieder im Verdauungsprozess verfolgen, wobei diese jeweils charakteristische Spuren hinterlassen. Im Auftreten des Zuckers erkennt man die Tätigkeit der Ich-Organisation, in den sauren Valenzen die des Astralleibes und in den Basen die des Ätherleibes. Im Verdauungsvorgang verbinden sich die Wesensglieder, indem die Ich-Organisation unter die astralische taucht und beide zusammen, im Übergang der Prozesse im Magen in die des Dünndarms, in den Ätherleib eintauchen. Bewusstsein, das im Schmeckprozess im Mund vorhanden ist, geht in das Unbewusste über, in dem Maße, wie die Ich-Organisation unter die anderen Wesensglieder taucht und von diesen übertönt wird.

Der Übergang vom Darmtrakt in das Blut

Am Ende des Verdauungsprozesses im Magen-Darm-Trakt steht nun der Übergang in das Blut, die Wärme. Dieses ist ein ganz besonderer Punkt. Die Nahrung ist bis in ihre kleinsten Bestandteile aufgelöst, hat allen Zusammenhang mit dem äußeren Leben verloren. Sie ist tot, steht aber gleichzeitig am Beginn des neuen Lebens. Im Hinblick auf die Wesensglieder finden wir an diesem Punkt die intensivste Verbindung der Ich-Organisation mit dem Astralleib im Ätherleib. Der Mensch ist hier ganz bei sich. Der Geist ist gegenwärtig. Und die Ich-Organisation ist es nun, die die Substanz in den Ätherleib prägt, d. h. in das Blut überführt.

IV Die Ernährung

Das Ich und die inneren Kräfte der Nahrungssubstanz

An dieser Stelle soll nun ein weiterer Gedanke aufgegriffen werden, der die Ernährung mehr von der geistigen Seite her betrachtet.

Im vierten Vortrag des zweiten Medizinerkurses vom 14.4.1921 schildert Rudolf Steiner die Tätigkeit des Ich in der Verwandlung der Nahrungsstoffe:

> «In der Nahrungsaufnahme führen wir uns Stoffe zu, die in der Außenwelt eben auch Stoffe sind. Die müssen im Innern des Menschen verändert werden. Wer bewirkt diese Veränderung, diese gründliche Veränderung der äußeren Substanzen innerhalb des Menschen? Wer bewirkt diese? Die bewirkt in Wahrheit das Ich. Das Ich allein ist mächtig, im möchte sagen, seine Fühlhörner bis hinunter zu erstrecken in die Kräfte der äußeren Substanzen. Ich möchte sagen, wenn Sie eine äußere Substanz haben – schematisch gezeichnet –, so hat diese gewisse Kräfte, die dekombiniert werden müssen, wenn sie im menschlichen Organismus umkombiniert werden sollen. Ätherleib, astralischer Leib, die gehen gewissermaßen um die Substanzen so herum, die haben keine Kraft, in das Innere der Substanzen hineinzudringen, die gehen bloß um die Substanzen herum. Das Ich ist es allein, das nun wirklich etwas zu tun hat mit dem Hinunterdringen, mit dem Hineingehen in die Substanzen selber. Wenn Sie also eine Nahrungssubstanz dem menschlichen Organismus übergeben, so ist zunächst diese Nahrungssubstanz im Menschen drinnen. Das Ich aber übergreift den ganzen menschlichen Organismus und geht direkt in die Nahrungssubstanz hinein. Es entsteht eine Wechselwirkung zwischen den inneren Kräften

der Nahrungssubstanz und dem Ich des Menschen. Da übergreifen einander Außenwelt in Bezug auf Chemie und Physik und Innenwelt des Menschen in Bezug auf Antichemie und Antiphysik. Das ist das Wesentliche.»[48]

Das Ich des Menschen hat die Fähigkeit, seine Fühlhörner hinunter in die Kräfte der äußeren Substanzen zu strecken. Dort entsteht eine Wechselwirkung zwischen den inneren Kräften der Nahrungssubstanz und dem Ich des Menschen.

Was haben wir darunter zu verstehen, und welche Bedeutung hat dies für die Ernährung? Es wird von inneren Kräften der Nahrungssubstanz gesprochen, nicht von der Substanz selbst. Was ist mit den inneren Kräften der Nahrungssubstanzen gemeint?

Das Samenchaos

Welcher Art sind nun die inneren Kräfte der Nahrungssubstanzen? Wenn wir auf unsere Nahrungsmittel, nehmen wir als Beispiel wieder unseren Apfel, schauen, so stammt dieser aus der belebten Natur. Aus der Natur hat er seine Substanz, seine Stofflichkeit. Er ist dort reif geworden, das bedeutet, er ist im Lebensprozess zu einem gewissen Ende gekommen. Aber dieses Ende, der reifgewordene Zustand hat auch einen Anfang. Der Apfel in seiner Substanz und Form ist ein zu Ende gekommener Prozess, der einen Anfang hat. Und in dem Anfang gibt es noch keine Form oder Substanz, sondern hier herrscht zunächst Bewegung und Prozess, in die die Stofflichkeit erst eingegliedert wird, wodurch dann zunehmend die physischen Gesetze der Chemie und Physik wirken.

Aber wo kommt der Apfel nun eigentlich her? Wie wird der Apfel zum Apfel? Naturwissenschaftlich betrachtet, weist die Antwort auf das dem Apfel zugrunde liegende genetische Material, das seinen Werdeprozess bestimmt.

Geisteswissenschaftlich, mit dem Blick auf das Ätherische, stellt sich eine andere Situation dar. Im Zyklus *Geisteswissenschaftliche Grundlagen zum Gedeihen der Landwirtschaft*, den Rudolf Steiner vom 7. bis 16.6.1924 in Koberwitz vor Landwirten gehalten hat, führt er im zweiten Vortrag vom 10.6. aus:

> «Denn der Organismus geht eben nicht auf die Art aus dem Samen hervor, dass sich dasjenige, was sich als Samen gebildet hat, aus der Mutterpflanze oder dem Muttertier nur fortsetzt in demjenigen, was als Kinderpflanze oder Kindertier entsteht. Das ist eben gar nicht wahr. Wahr ist vielmehr, dass, wenn nun dieses Komplizierte des Aufbaues aufs Höchste getrieben ist, so zerfällt dies und man hat zuletzt in demjenigen, was erst im Bereiche des Irdischen zu größter Kompliziertheit getrieben worden ist, ein kleines Chaos. Es zerfällt, man könnte sagen, in den Weltenstaub, und wenn dasjenige, was da in den Weltenstaub zerfällt, wenn der Same zur höchsten Kompliziertheit gebracht, in den Weltenstaub zerfallen ist und das kleine Chaos da ist, dann beginnt das ganze umliegende Weltenall auf den Samen zu wirken und drückt sich in ihm ab und baut aus dem kleinen Chaos das auf, was von allen Seiten durch die Wirkungen aus dem Weltenall in ihm aufgebaut werden kann. Und wir bekommen in dem Samen ein Abbild des Weltenalls. Jedes Mal wird der irdische Organisationsprozess in der Samenbildung zu Ende geführt bis zum Chaos. Jedes Mal baut sich in dem Samenchaos aus dem ganzen Weltenall heraus der neue Organismus auf. Der alte

Organismus hat nur die Tendenz, den Samen in diejenige Weltenlage hineinzubringen, durch seine Affinität zu dieser Weltenlage, dass aus den richtigen Richtungen her die Kräfte wirken, und dass aus einem Löwenzahn nicht eine Berberitze, sondern wieder ein Löwenzahn wird. Aber was in der einzelnen Pflanze abgebildet wird, ist immer das Abbild irgendeiner kosmischen Konstellation, wird aus dem Kosmos heraus aufgebaut.»[49]

Ein großartiges Bild wird hier vor uns hingestellt. Der ganze Kosmos bildet sich in dem Samenchaos ab. Gegenüber dem mikroskopischen naturwissenschaftlichen Aspekt der Genstruktur wird der makroskopische Aspekt eröffnet, der den Kosmos einbezieht.

Erinnern wir uns an die Darstellung Platons im *Timaios*, als er die «Amme allen Werdens» charakterisiert. Sie ist das Chaos, in dem sich das Seiende abdrückt. Hier finden wir bei Rudolf Steiner diesen Gedanken wieder. Die Bildekräfte, die aus dem Kosmos auf die Erde hereinstrahlen, wirken in das Samenchaos und drücken sich darin ab.

Am Anfang des Apfelwerdens steht entsprechend die Wirksamkeit der kosmischen Bildekräfte.

Gentechnisch veränderte Nahrung

Wie können wir aber nun in dieser Hinsicht den materiellen Aspekt, die genetisch orientierte, naturwissenschaftliche Sichtweise einordnen? Sehen wir doch, dass es heute durchaus möglich ist, durch Genmanipulation modifizierte Lebensformen mit bestimmten gewünschten Merkmalen zu züchten.

Vielleicht kann uns hier zum Verständnis das Verhältnis des Gedankens zum geschriebenen Wort weiterhelfen.

Über das Wort wird der Gedanke ausgedrückt. Der Gedanke ist das Wesentliche und ist zunächst da. Er kleidet sich in das Wort, das ihm die Ausdrucksmöglichkeit in der Welt erlaubt. Untersucht man das Wort nur seinen einzelnen Bestandteilen nach, so wird man interessante Erkenntnisse über die einzelnen Buchstaben und ihre Zusammensetzung erfahren, den zugrunde liegenden Gedanken aber nicht begreifen. Dieser ist hinter den Schriftzeichen verborgen und durch deren Analyse nicht erfahrbar. Er ist aber die eigentliche innere Kraft, die das Wort bildet.

Eindrucksvoll hat Christian Morgenstern diesen Gedanken in seinem Gedicht «Die Weidenkätzchen» ausgedrückt:

Kätzchen, ihr, der Weide,
wie aus grauer Seide,
wie aus grauem Samt!
O ihr Silberkätzchen,
sagt mir doch, ihr Schätzchen,
sagt, woher ihr stammt.

«Wollen's gern dir sagen:
Wir sind ausgeschlagen
aus dem Weidenbaum;
haben winterüber
drin geschlafen, Lieber,
in tieftiefem Traum.»

In dem dürren Baume
in tieftiefem Traume
habt geschlafen ihr?
In dem Holz, dem harten
war, ihr weichen, zarten,
euer Nachtquartier?

«Musst dich recht besinnen:
Was da träumte drinnen,
waren wir noch nicht,
wie wir jetzt im Kleide
blühn von Samt und Seide
hell im Sonnenlicht.

Nur als wie Gedanken
lagen wir im schlanken
grauen Baumgeäst;
unsichtbare Geister,
die der Weltbaumeister
dort verweilen lässt.»

Kätzchen, ihr, der Weide,
wie aus grauer Seide,
wie aus grauem Samt!
O ihr Silberkätzchen,
ja, nun weiß, ihr Schätzchen,
ich, woher ihr stammt!

Nun kann aus den Buchstaben durch willkürliche Umsetzung oder Hinzufügen von weiteren Buchstaben auch ein anderes Wort gebildet werden, das dann aber den Geist in sich trägt, der die Umformung bewirken will.

Genetisch veränderte Nahrungsmittel beinhalten andere innere Kräfte, die nicht durch die kosmische Gesetzmäßigkeit, wir können auch sagen: die schöpferischen Gedanken, geprägt sind, sondern durch Gedanken des Materialismus. Und hinter diesen Gedanken steht der Glaube an die Machbarkeit und die Universalkompetenz der heutigen Naturwissenschaft, mit deren Hilfe die Natur so verändert werden kann, dass, über eine Maximierung von Ertrag, der Mensch Nutzen und Gewinn erzielen kann.

Es ist der Geist Ahrimans, der in diesen Gedanken wirkt und in subtiler Weise versucht, den Menschen über die Nahrungsmittel an sich zu binden.

Was könnte einem Geist, der das Bestreben hat, den Menschen aus seinem Zusammenhang mit dem Kosmos und dem Geistigen herauszulösen, Besseres einfallen, als dem Menschen eine Nahrung zu geben, die den Zusammenhang mit dem Kosmos verloren hat. Genau dies geschieht mit der gentechnisch veränderten Nahrung. Der Mensch schließt sich mit seinem Ich dann eben nicht mehr den kosmischen Kräften, sondern den ahrimanischen Gedanken, die als innere Kräfte in der Nahrungssubstanz wirken, an.

Wenn wir also nach den inneren Kräften der Nahrungssubstanzen fragen, so werden wir auf die kosmischen Bildekräfte hingewiesen. Und in der von Rudolf Steiner beschriebenen Wechselwirkung der inneren Kräfte der Substanz mit dem Ich des Menschen sehen wir die Beziehung zwischen den kosmischen Bildekräften und dem Ich.

In der Verdauung der Nahrungssubstanz schließt sich das Ich dem Kosmos an. Dies ist eine ganz andere Qualität der Ernährung als die Zuführung von Substanzen und Energie.

Nahrung und ökologisch orientierte Landwirtschaft

Es ist das Charakteristische unseres heutigen allgemeinen Denkens, vornehmlich auf die Stofflichkeit zu schauen. Entsprechend wird über die Ernährung gedacht. Diese wird als dem Menschen gemäß und gesund erachtet, wenn sie hygienisch einwandfrei ist, ausreichende Nähr-, Mineral- und Vitaminstoffe beinhaltet und keine Rückstände von potenziell schädlichen Stoffen, wie Pflanzenschutzmitteln, Schwermetallen oder Medikamenten, wie Antibiotika oder Hormone, enthält bzw. diese unterhalb der in Kommissionen recht willkürlich festgesetzten Grenzwerten liegen.

Dieses Denken gilt im Wesentlichen auch in der immer stärker anwachsenden ökologischen Bewegung. Der Konsument, der im Bioladen einkauft, möchte ein Lebensmittel, dessen Wachstum nicht durch künstliche Manipulationen beeinflusst wurde und deshalb keine Rückstände und Fremdstoffe enthält.

Aber darüber hinaus möchte der ökologisch bewusste Verbraucher, und das ist wesentlich, mit seinem Kaufverhalten dazu beitragen, dass gegenüber der zunehmenden Industrialisierung der Landwirtschaft, mit allen ihren negativen Folgen für die Fruchtbarkeit des Bodens, die Qualität des Grundwassers, die Artenvielfalt der Pflanzen, Tiere und Kleinlebewesen, wie auch des Klimas, dessen Folgen letztlich alle zu tragen haben, eine artgerechte und natürliche Landwirtschaft unterstützt wird, die nachhaltig eine Erhaltung und Verbesserung der Bodenfruchtbarkeit anstrebt und die Tierhaltung artgerecht, ohne maximale Milch-, Eier- oder Fleischproduktion, betreibt.

Dieses Motiv der Konsumenten ist von grundlegender Bedeutung, denn nur dadurch wird heute das Problem der Nahrungsmittelproduktion ins Bewusstsein gehoben und der biologisch-ökologischen Landwirtschaft ein Wachstumsfeld eröffnet, das zur Rettung unserer natürlichen Ressourcen von grundlegender Bedeutung ist.

Die biologisch-ökologische Bewegung in der Landwirtschaft ist in der heutigen Zeit ein Segen für unsere Erde, für den Schutz und Erhalt des vielfältigen Lebens und kann gar nicht hoch genug eingeschätzt und gewürdigt werden.

Die biologisch-dynamische Sichtweise aber erweitert dies noch um den kosmischen Aspekt der Bildekräfte und geht damit über das vornehmlich am Stoff orientierte Denken hinaus.

Biologisch-dynamische Landwirtschaft

Zu der Zeit, als Rudolf Steiner 1924 den *Landwirtschaftlichen Kurs* in Koberwitz hielt, der den Beginn der biologisch-dynamischen Landwirtschaftsbewegung darstellt, gab es in der Landwirtschaft weder eine intensive Pflanzen- noch Tierproduktion, die nur annähernd mit den heutigen Verhältnissen vergleichbar wäre. Zwar wurden Mineraldünger eingesetzt, aber man kannte noch keine Unkraut- oder Schädlingsvernichtungsmittel, wie die Herbizide oder Pestizide, die heute charakteristischerweise «Pflanzenschutzmittel» genannt werden.

Die damalig erzeugten Nahrungsmittel hätten im derzeitigen Handel sicherlich Bioqualität. Aber für Rudolf Steiner war nicht nur die Erzeugung einer rückstandsfreien, sogenannten gesunden Nahrung das Wesentliche. Vielmehr wollte er aufzeigen, dass Maßnahmen ergriffen werden müssten, damit der Boden und die Pflanzen sich den einwirkenden kosmischen Kräften aufschließen können. Hierzu wurden die Präparate entwickelt, die in der biologisch-dynamischen Landwirtschaft zum Einsatz kommen und die sie wesentlich von der heutigen biologischen oder ökologischen Landwirtschaft unterscheidet.

Zu den Landwirten spricht Rudolf Steiner im *Landwirtschaftlichen Kurs* in Koberwitz davon, dass man nicht im Naturgebiet stehen bleiben dürfe, sondern dies erweitern müsse mit Einbeziehung des ganzen Weltalls. Die irdischen Stoffe sind im Lebenszusammenhang als Träger des Geistigen aufzufassen und sollten dadurch von der rein mineralischen, toten Substanz unterschieden werden.

In der Düngung komme es deshalb nicht auf die Zufuhr

bestimmter mineralischer Substanzen an, sondern ihre Bedeutung besteht in der Verlebendigung des Bodens.

Um dies in angemessener Weise zu ermöglichen, wurden von Rudolf Steiner verschiedene pflanzliche Kompostpräparate entwickelt. Deren komplizierte Herstellung, unter Einbeziehung tierischer Organhüllen und den Naturrhythmen, wobei die Präparate den irdischen und kosmischen Sommer- und Winterkräften ausgesetzt werden, beschreibt Rudolf Steiner im fünften Vortrag des *Landwirtschaftlichen Kurses* eingehend.[50] Diese Präparate werden in der biologisch-dynamischen Landwirtschaft dem reifenden Kompost beigegeben.

Neben den Kompostpräparaten wurden noch Feldspritzpräparate (Hornmist und Hornkiesel) angegeben, deren Herstellung und Ausreifung, ebenfalls unter Einbeziehung der irdischen und kosmischen Kräfte, sowie Zubereitung und Ausbringung ausführlich dargestellt wurde.

Die bis in das Detail gehende Schilderung der Zubereitung dieser neuen Präparate für die Landwirtschaft zeigt, wie wichtig Rudolf Steiner diese Besonderheit der biologisch-dynamischen Landwirtschaft war.

Nach dem Kurs, wieder nach Dornach zurückgekehrt, antwortete Rudolf Steiner auf die Frage, ob man zunächst Versuche bezüglich der neuen Landwirtschaftsmethode anstellen solle, mit den Worten:

> «Es kommt vor allem darauf an, dass die Segnungen der Präparate möglichst großen Landflächen über die ganze Erde hin zugeführt werden, zur Heilung der Erde, und um die Nahrungsqualität der Feldfrüchte in umfassendstem Maß zu verbessern. Darauf sollte man das Augenmerk richten. Die Versuche können dann noch später gemacht werden.»[51]

Biologisch-dynamische Landwirtschaft trägt somit zur Heilung der Erde bei, und die von ihr erzeugte Nahrung ermöglicht dem Ich des Menschen eine intensivere Begegnung mit den kosmischen Bildekräften. Aus dem können wir erkennen, wie wichtig, gerade auch beim heranreifenden Kind, eine solche Nahrung ist.

Zur Bedeutung der Ernährung

Für die Bedeutung der Ernährung ergeben sich so verschiedene Aspekte. Zunächst ist da die stoffliche Seite. Die Nahrung, die wir uns aus der umgebenden Welt zuführen, beinhaltet die gleichen Stoffe, aus denen der menschliche Organismus gebildet ist. Um seine substanzielle Grundlage, seine Stoffwechseltätigkeit und seine übrigen Funktionen zu erhalten, benötigt der Organismus die Zufuhr dieser Stoffe in ihren verschiedenen Arten, als Kohlehydrat, Eiweiß, Fett, Mineralien, Spurenelemente und Vitamine.

Dabei sind in der Bearbeitung dieser Stoffe im Verdauungsvorgang die physischen Gesetze der Physik und Chemie wirksam. Die Nahrung wird mechanisch und chemisch zerkleinert und aufgespaltet. *Über die Stoffseite der Nahrung verbinden wir uns entsprechend mit der uns umgebenden Welt.*

Ein zweiter Aspekt ist die Tätigkeit und das Zusammenwirken der Wesensglieder im Prozess der Nahrungsaufnahme. Wie wir gesehen haben, sind die Wesensglieder in den Organen des Verdauungstraktes unterschiedlich dominant tätig. Im Mund ist es die Ich-Organisation, im Magen die astralische Organisation und im Dünndarm der Ätherleib. Indem der Verdauungsprozess der Nahrung durchgeführt und diese schrittweise von einem Organ in die Obhut und Wirksamkeit des nächsten Organs übergeben wird, verbinden sich in ihrer Tätigkeit die Wesensglieder.

Die Ich-Organisation taucht in den Magenprozessen unter die astralische Organisation, und beide tauchen schließlich unter die ätherische Organisation in den Verdauungsprozessen des Dünndarms. Das Eintauchen der oberen Wesensglieder in den Ätherleib – Geistig-Seelisches verbindet sich mit den Lebensprozessen – ist ein Inkarnationsvorgang. Dieser verläuft im Unbewussten. Bewusstsein, als Erscheinung der Tätigkeit von Astralleib und Ich, kann sich nur da entfalten, wo die Lebensprozesse nicht sind bzw. zurückgedrängt werden.

In der Ernährung, dem Prozess der Nahrungsaufnahme verbinden sich die oberen Wesensglieder Ich-Organisation und Astralleib mit dem belebten Leib. Seele und Leib werden zusammengeführt. *Durch die Ernährung und den damit verbundenen Verdauungsprozess verbinden wir uns entsprechend mit uns selbst.*

Ein dritter Aspekt bezieht sich nun auf die kosmischen Bildekräfte. Die Nahrung ist ja letztlich das Ergebnis der auf die Erde einstrahlenden kosmischen Bildekräftewirksamkeit.

Indem nun die Nahrung im Verdauungsprozess durch die Elemente geführt wird, wird ihre Stofflichkeit aufgeschlüsselt. Steiner nennt dies Dekombinierung. Dies geschieht vornehmlich durch das Ich. Den Prozess der Aufschlüsselung der Nahrung können wir auch als ein Kennenlernen oder Lesen begreifen. Beim Lesen dringen wir durch das geschriebene Wort zu seinem zugrunde liegenden Gedanken, dem Wesentlichen vor. So dringt das Ich in der Aufschlüsselung der Nahrung zu deren Wesentlichem, den Bildekräften vor.

Äußerlich betrachtet, wird die Stofflichkeit der Nahrung zerstört, aber ihr Wesen wird offenbar. So kommt es zu der von Rudolf Steiner beschriebenen Wechselwirkung des Ich und den inneren Kräften der Substanz. Und hier haben wir es nun nicht mehr mit Kräften der Physik und Chemie, sondern mit den ätherischen Kräften zu tun, der Antiphysik und Antichemie. *So verbinden wir uns in der Ernährung als Drittes mit dem Kosmos.* Eine menschengemäße Ernährung ermöglicht uns somit, in ein richtiges Verhältnis zur uns umgebenden Welt, zu uns selbst und zum Kosmos zu treten. Wir sind dann im Einklang mit der Natur, uns selbst und dem Kosmos. Wir sind im Gleichgewicht, und dies ist das Wesen der Gesundheit.

Wird eine Landwirtschaft gepflegt, deren Ziel es ist, eine in diesem Sinne menschengemäße Nahrung zu erzeugen, so wird diese auch zur Gesundung der Natur beitragen während andererseits eine Nahrungsproduktion, die sich am rein Materiellen, der Maximierung der Stoffseite, orientiert, den Menschen auch mehr an das Materielle bindet, ihn vom Kosmos ablenkt. Zudem wird auch die Wirksamkeit der kosmischen Bildekräfte abgeschwächt und damit die Natur und ihre Fruchtbarkeit beeinträchtigt.

Die gemeinsame Mahlzeit

Ein weiterer ganz wesentlicher Aspekt der Ernährung, der hier nur kurz angedeutet werden soll, ist der soziale und kulturelle Gesichtspunkt.

Seit alters wird in allen Kulturen dem Essen eine besondere Bedeutung beigemessen. So werden Feste und Feierlichkeiten mit einem Festmahl begangen. Die Gastfreundschaft wird mit gemeinsamem Essen und dem Teilen der Nahrung verbunden; und in jeder Kultur haben sich eigene diesbezügliche Rituale herausgebildet.

Die Ernährung gehört zu den wesentlichsten Kulturerrungenschaften des Menschen. Durch das gemeinsame Essen kann eine Stimmung und Atmosphäre entstehen, in der man sich wohl und aufgehoben fühlt. Eine Harmonie entwickelt sich leichter. Dies ist dem Wesen nach die Gestik der Sympathie. In Sympathie öffnen sich die Menschen einander. Es entsteht das Gefühl des Zusammengehörens. Indem man sich mit Gleichem beschäftigt, Gleiches in sich trägt, fühlt man sich verbunden.

Im gemeinsamen Essen verbinden wir uns in gleicher Weise mit der Welt und mit uns selbst. Leib und Seele kommen zueinander. Der Leib wird eingestimmt und die gemeinsam Speisenden werden aufeinander eingestimmt. Dies wird umso intensiver sein, je bewusster die Mahlzeit und die Vorbereitung darauf gestaltet werden und diese als ein Teil eines sozialen Prozesses erlebt wird – vor allem aber dann, wenn das Essen selbst den Charakter des Festessens bekommt.

Einen Schritt weiter geht man, wenn vor dem Essen ein Tischgebet gesprochen wird. Hiermit wird Gott der Dank für die Speisen ausgesprochen und sein Segen erbeten. Dabei wird zum Ausdruck gebracht, dass man sich nicht nur mit der Stoffseite der Natur verbinden will, nicht nur Materielles in sich aufnehmen will, sondern auch das Geistig-Schöpferische, das hinter der Natur und der Nahrung steht, im Bewusstsein hat.

Eindrucksvoll wird dies in dem bekannten Spruch von Angelus Silesius und dem Tischgebet von Rudolf Steiner ausgedrückt:

Das Brot ernährt uns nicht,
was uns im Brote speist,
ist Gottes ewiges Wort,
ist Leben und ist Geist.

Angelus Silesius

Das Brot vom Korn,
das Korn vom Licht,
das Licht aus Gottes Angesicht.
Die Frucht der Erde
aus Gottes Schein,
lass Licht auch werden
im Herzen mein.

Rudolf Steiner

So ist neben dem *Was* wir essen auch das *Wie* wir essen von Bedeutung. Und wir sehen, wie in unserer heutigen Zeit die große Tendenz besteht, der Ernährung nur noch eine materielle Bedeutung, im Sinne der Energiebereitstellung, zuzumessen.

Dabei wird die Ernährung oft nur noch als eine zeitaufwendige Notwendigkeit erlebt. Eine Umfrage der Techniker-Krankenkasse im Februar 2013 unter tausend Bundesbürgern über deren Essgewohnheiten ergab eine bedenkenswerte Einstellung der Menschen zur Bedeutung der Ernährung. So sind Fertiggerichte nicht mehr wegzudenken. Ein- bis zweimal wöchentlich werden diese in den meisten Familien verspeist. Das Essen als besonderer Zeitpunkt im Tagesgeschehen, an dem man in der Familie oder mit Arbeitskollegen zusammensitzt, sich austauscht und gemeinsam die Mahlzeit zu sich nimmt, spielt keine Rolle. Gerade bei den jüngeren, unter fünfundzwanzigjährigen Befragten erklärten zwei Drittel, keine Zeit für das Essen zu haben.[52]

So ist es heute dringlicher denn je, diese erweiterten Aspekte der Ernährung wieder ins Bewusstsein zu heben.

Die Darmwand – Übergang der Nahrung in den inneren Menschen

In der Verdauung sehen wir also, wie die Nahrung, ihrer substanziellen Seite nach, völlig zerstört wird. Alles Äußere an ihr wird abgelöst und überwunden. Das Ich des Menschen ist es, das bis zu den inneren Kräften der Substanz vorstößt und den Verdauungsprozess führt. Dabei tritt das Ich einerseits in eine Wechselbeziehung mit den kosmischen Bildekräften und prägt andererseits am Ende des Verdauungsprozesses, dem Übergang der Nahrung aus dem Darmlumen durch die Darmwand, in das Blut, in das Innere des Menschen, die Substanz in den eigenen inneren Kosmos.

In seinem Buch *Ernährungslehre* bringt Rudolf Hauschka den Verfeinerungsprozess, den die Nahrung im Verdauungsvorgang erfährt, in Beziehung zur Pflanzenentwicklung im Jahreslauf. Auch die Pflanze führt von der Wurzel über den Blattbereich zur Blüte hin, in der sie sich in die Peripherie, in das Weltenall hinaus verströmt, verduftet und verflüchtigt, einen Verfeinerungsprozess aus. Dieser kann auch stofflich verfolgt werden. Von der Verholzung in der Wurzelbildung zur Zellulose und weiter über die Stärke zur Bildung des Zuckers in der Blüte, der ein gelockertes, geläutertes Kohlehydrat gegenüber der Stärke ist.[53] Und so wie die Pflanze sich in der Entwicklung immer mehr verfeinert und in der Blütenbildung in den Makrokosmos verströmt, so wird die Nahrung im Verdauungsprozess verfeinert und verströmt schließlich durch die Darmwand hindurch in den Mikrokosmos des Menschen.[54]

Wir haben damit im Bereich der Darmwand, dem Übergang in das Blut, einen Ort, an dem einerseits die Nahrung, im Hinblick auf ihren äußeren Lebenszusammenhang, völlig abgetötet ist und andererseits befähigt ist, im Inneren in neuem Leben aufzublühen. Es ist dies eigentlich eine Art Nullpunkt, denn die Nahrung hat nichts Äußeres mehr und ist noch nichts Inneres.

Es ist ein Ort, an dem Gewordenes zum Werdenden wird. An dem Totes zu neuem Leben aufersteht, indem der Raum zur Zeit wird. Es ist der Ort, an dem die Ich-Organisation und der astralische Leib ganz in den Ätherleib eingetaucht sind und an dem das Ich des Menschen, das unbewusst im Stoffwechsel, in Willensimpulsen wirkt, sich dem Geistigen des Kosmos anschließt und der äußere Kosmos den inneren berührt.

Wir werden in unseren späteren Betrachtungen über das Immunsystem nochmals auf diesen besonderen Ort zu sprechen kommen.

«... das ist ein Ernährungsproblem ...»

Auf diesem Hintergrund des bisher Ausgeführten kann man auch die Antwort Rudolf Steiners auf eine Frage Ehrenfried Pfeiffers verstehen.

Ehrenfried Pfeiffer hatte die Beobachtung, dass es den Menschen sehr schwerfällt, von der Einsicht in das Tun zu kommen, sehr beschäftigt. Und so stellte er in einem Gespräch, das, noch vor dem *Landwirtschaftlichem Kurs* in Koberwitz, während einer Fahrt von Stuttgart nach Dornach stattfand, Rudolf Steiner die Frage: «Wie kommt es, dass trotz Ihrer großen und zahlreichen Anweisungen der geistige Impuls, insbesondere der innere Schulungsweg, in den einzelnen Menschen so wenig wirksam wird und die Betreffenden trotz ihrer Bemühungen so wenig Manifestation des geistigen Lebens aufweisen können? Wie kommt es vor allem, dass trotz theoretischer Einsicht der Wille zur Tat, zur erfolgreichen Durchführung der geistigen Impulse so schwach ist?» Die kurze und überraschende Antwort Rudolf Steiners war:

> «*Das ist ein Ernährungsproblem.* So wie die Ernährung heute gestaltet ist, gibt sie den Menschen gar nicht mehr die Kraft, das Geistige im Physischen manifest zu machen ...»[55]

So ist die Ernährung für die weitere geistige Entwicklung des einzelnen Menschen wie auch für die kulturelle Entwicklung der Menschheit und den Erhalt einer fruchtbaren Natur als Lebensgrundlage von grundlegender Bedeutung.

V Der weitere Weg der Nahrungssubstanz nach innen

Unser Apfel, der im Verdauungsprozess seiner Form nach in Bewegung und seiner Substanz nach in einen Prozess überführt wurde, gelangt nun mit dem Durchtritt durch die Darmwand in eine entgegengesetzte Welt. Während im Verdauungstrakt in den Säften Todesprozesse auf ihn gewirkt haben, wird er nun in den inneren Kosmos des Menschen, den Ätherleib aufgenommen. Neben der Auflösung seines substanziellen Zusammenhanges mit der äußeren Welt wurde auch das ihm anhaftende Ätherische abgelöst. Nichts Äußeres darf nach innen dringen.

Des Öfteren wird die Vorstellung vertreten, dass es bei einer gesunden naturbelassenen Ernährung die darin wirkenden Ätherkräfte sind, die den Menschen ernähren, kräftigen, gesunden lassen und widerstandsfähig machen. Und die Vorstellung ist die, dass diese Ätherkräfte in den Menschen einziehen und dessen Ätherleib bereichern. Diesem ist nicht so. Eine derartige Vorstellungsart entspricht eher einem physischen Denken, das eine Bereicherung in einem Hinzufügen, in einem Mehrwerden sieht.

Das Bereichernde und Gesundende einer naturbelassenen Ernährung liegt vielmehr in der Tätigkeit der Wesensglieder. Je unbehandelter, naturbelassener die Nahrung ist, desto stärkere, dem Organismus fremde Naturkräfte haften ihr an. Diese der Nahrung anhaftenden Kräfte müssen im Verdauungsvorgang überwunden werden. Und diese Überwindung erfordert vom Organismus mehr Aktivität und eine größere Anstrengung. Die Wesensglieder, die in der Verdauung wirksam sind, werden tätiger, und dadurch wird der ganze Organismus gestärkt. Also nicht das Äußere wirkt stärkend, sondern gerade die *Überwindung des Äußeren durch die inneren Kräfte.*

«Wir könnten nicht in unserem menschlichen Organismus

eine Fortsetzung desjenigen Lebens vertragen, das im Tiere, dem wir die Nahrungsmittel entnehmen, vorhanden ist, oder das in der Pflanze vorhanden ist. (...) Das Ätherische, das Astralische, das die Nahrungsmittel haben, das muss erst weggemacht sein. Und dann muss von unserem eigenen Ätherleib aufgenommen und wieder belebt werden können dasjenige, was wir also aufnehmen. Das Leben der Nahrungsmittel in uns muss von uns kommen.»[56]

Und an anderer Stelle heißt es, nachdem der Verdauungsvorgang mit dem Abtöten der Nahrung und dem Übergang in das Blut bzw. das Herz-Gefäß-System beschrieben wurde:

«Denn wenn Sie jetzt den ganzen Herz-Lungen-Trakt nehmen – also das Gefäßsystem –, wenn Sie diesen ganzen Trakt nehmen, so ist er eigentlich dasjenige, was nun überführt die, wenn ich mich so ausdrücken darf, ganz unorganisch gewordene Nahrung in Lebendiges. Die menschliche Organisation kann nicht bestehen, ohne dass sie ihr Lebendiges sich selber gibt.»[57]

Jede Beziehung zur äußeren Welt zurücklassend, erstirbt die Nahrung zu neuem Leben im Menschen.

Herz-Lungen-Gefäß-System

Mit dem Durchgang durch die Darmwand wird die Nahrungssubstanz vom Ätherleib, der vornehmlich im Herz-Lungen-Gefäß-System seine Wirkung entfaltet, ergriffen und belebt. Sie wird jetzt zur belebten Substanz. Man stellt sich heute meist vor, dass bei der Passage der Darmwand nichts Wesentliches passiert und die Substanz jenseits der Darmwand die gleiche ist, die sie vorher noch innerhalb des Darmtraktes war. Dass dieses Denken nicht der Wirklichkeit entspricht, macht Rudolf Steiner an einem Beispiel deutlich.

> «(Man würde sich einem Irrtum hingeben) sagen wir, wenn eine Anzahl von Dokumenten in ein Haus hineingetragen, drinnen abgeschrieben würden, aber als solche verbrannt würden, und die Abschriften wieder herauskommen, und (man), weil (man) dasselbe herauskommen sieht, was hineingetragen ist, denken würde, es sei dasselbe. In Wirklichkeit sind die alten verbrannt worden und neue sind geschrieben worden. So ist es auch mit dem Werden in der Welt, und es ist wichtig, dass man bis zu diesem Punkte mit seinem Erkennen vordringt. Denn da, wo im Menschen Stoff vergeht, zum Scheine wird und neuer Stoff entsteht, da sitzt die Möglichkeit der Freiheit und da sitzt die Möglichkeit der Liebe.»[58]

Im Herz-Lungen-Gefäß-Trakt sind die Organfunktionen wirksam, die den ganzen Organismus mit Blut und damit mit Sauerstoff und Ernährung versorgen und so das Leben erhalten. Die enorme Oberflächenvergrößerung im Kapillarsystem wie auch den Alveolen der Lunge und das beständige Strömen des Blutes sind Ausdruck dieser Funktion und Wirkung des Ätherleibes.

Nun ist der Ätherleib ein übersinnliches Wesensglied und der Wahrnehmung mit den physischen Sinnesorganen nicht zugänglich. Die Nahrung, die aus der physischen Welt in die Ätherwelt übertritt, würde entsprechend nach dem Durchtritt durch die Darmwand aus dem sichtbaren Bereich verschwinden. Über den Sauerstoff, der in der Atmung aufgenommen wird, aber kann der Ätherleib die physischen Stoffe ergreifen und im Physischen wirksam werden.[59]

Dem Prozess der Aufnahme in den Ätherleib, steht ein anderer Prozess gegenüber. Es ist dies die Ausscheidung wieder nach außen über den Darm. Während die Nahrungssubstanz zur belebten Substanz wird, streben die unverdauten Nahrungsanteile und die aus der Schleimhaut abgestoßenen Zellen nach dem Äußeren, dem Leblosen hin. Wir werden später auf diesen Prozess noch näher eingehen.

Nierensystem

Nun bedarf die belebte Substanz noch weiterer Entwicklungsstufen, bis sie zur menschlichen Substanz aufgestiegen ist. Zunächst wird sie vom Astralleib ergriffen, der sie zur beseelten und empfindenden Substanz werden lässt. Während der Ätherleib aus dem Herz-Lungen-Gefäß-System heraus wirkt, hat der Astralleib sein Organ im Nierensystem. Aus der Niere heraus durchstrahlt der Astralleib den Organismus und durchseelt die belebte Substanz.

> «Das ist das Nierensystem, das ja in der Hauptsache gewöhnlich betrachtet wird als ein Apparat für die Absonderungen. Das ist aber ein Absonderungsapparat im sekundären Sinn, ... Aber neben dem, dass die Niere als physisches Organ ein Absonderungsorgan ist – natürlich ist sie auch eingereiht in die Vitalität –, ist sie in ihrer gasigen Grundlage das Ausstrahlungsorgan für den astralischen Organismus, der nun das Gasige und von da aus unmittelbar das Flüssige und Feste im menschlichen Organismus durchsetzt. Sodass wir im Nierensystem dasjenige haben, was uns von der organischen Grundlage aus durchsetzt mit Empfindungsfähigkeit, mit

Beseeltheit und so weiter, was uns also durchsetzt mit einem astralischen Organismus.»[60]

Auch hierbei handelt es sich um einen übersinnlichen Prozess, der sich im Physischen durch die Vermittlung des Stickstoffes ausdrücken kann.

«Das Nierensystem strahlt einfach die astralische Organisation in den menschlichen Organismus hinein. Wir dürfen nicht die physische Organisation ins Auge fassen, sondern dasjenige, was mit ihr verbunden ist als gasförmige Organisation, und der Stickstoff spielt wiederum die Rolle, dass ja das Ganze übersinnlich wäre, so wie wir ätherisch wären, wenn nicht der Sauerstoff eingreifen würde. Der Stickstoff macht das Ganze so, dass der Mensch auf der Erde wandeln kann, dass er ein Erdenmensch ist.»[61]

So wie der Sauerstoff mit dem Herz-Lungen-Gefäß-System zusammengehört, so steht der Stickstoff mit dem Nierensystem in Verbindung, was sich auch in der Regulierung des Reststickstoffes im Blut durch die Filtration und Ausscheidung der harnpflichtigen Substanzen über die Niere zeigt.

Noch eine andere Funktion kommt in der Niere hinzu, die mit der Tätigkeit des Astralleibes und Ätherleibes im Zusammenhang steht. Es ist dies die Regulierung des Säure-Basen-Haushalts. Im Zusammenklang mit der Lunge, in der sich das Blut der äußeren Luft und ihren Gasen öffnet, reguliert die Niere die Blutgase durch Konzentration oder Ausscheidung der entsprechenden Säure- oder Basenäquivalente. Rudolf Steiner bezeichnete die Nierenorganisation auch als gasige Organisation.

In der Blutgasanalyse, dem Säure-Basen-Verhältnis, haben wir praktisch ein Abbild des Zusammenwirkens von Astralleib und Ätherleib.

Weiterhin sehen wir die Wirksamkeit des Astralleibes in dem komplizierten Prozess der Harnbildung mit Filtration, Sekretion, Resorption und Konzentration, das zur Reinigung des Blutes von Stoffwechselendprodukten, der Aufrechterhaltung des Säure-Basen-Gleichgewichts und Regulierung des Wasser- und Elektrolythaushalts führt. Auch der Einfluss der Niere auf die Blutdruckregulation zeigt die Tätigkeit des Astralleibes.

Die wesentliche Aufgabe des Astralleibes in der Nierenorganisation ist aber die Beseelung der Substanz, die im Herz-Lungen-Gefäß-System durch die Wirksamkeit des Ätherleibes belebt wurde. Und die zu studierenden physischen Vorgänge sind letztlich als physischer Ausdruck dieser beseelenden Tätigkeit aufzufassen, die sich dann in den Prozess der Harnausscheidung fortsetzt. Dieser Absonderungsprozess des Harnes als Gegenprozess zur Beseelung der Substanz entspricht der Absonderung und Ausscheidung des Stuhles als Gegenprozess zur Belebung der Substanz.

Leber-Gallen-System

Der nächste Entwicklungsschritt ist nun, dass die jetzt belebte und empfindende Substanz noch in den Bereich der Ich-Organisation kommt und zur geisttragenden Substanz aufsteigt:

> «Nun haben wir es noch in die Ich-Organisation hineinzubringen. In die Ich-Organisation wird alles aufgenommen zunächst durch das Leber-Gallen-System. Dasjenige, was in der Wärmestruktur und in alledem, was im Leber-Gallen-System als Wärmestruktur vorhanden ist, strahlt so aus, dass

der Mensch durchzogen ist mit dem, was Ich-Organisation ist, die gebunden ist überhaupt an die Wärmedifferenzierungen im gesamten Organismus.»[62]

Vom physischen Aspekt aus wird die Leber als Chemiefabrik des Organismus angesehen. Sie kann auch als das Organ des Lebens bezeichnet werden, indem sie ganz in die Gesetzmäßigkeit des Ätherleibes eingebunden ist.[63]

Darüber hinaus ist sie nun das Organ der Ich-Organisation, die die Nahrungssubstanz zur geisttragenden Substanz befähigt. Alle Stoffwechselvorgänge werden in der Leber koordiniert und in das Gleichgewicht gebracht, d. h., das jeweils richtige Maß wird hier gefunden. Das Ich bestimmt das richtige Maß und arbeitet «... am Entwickeln von Gleichgewichten aus ungleichen Gewichten, aus gestörten Gleichgewichtslagen».[64]

Als Organ ist die Leber eingeschaltet zwischen dem Magen-Darm-Trakt und dem Herz-Kreislauf-System. Alle Nahrungssubstanzen – mit Ausnahme der Fette – gelangen nach dem Durchtritt der Darmwand in die Leber, in der sie Stoffwechselvorgängen unterzogen werden, bevor sie dann in den Blutkreislauf, das Rhythmische System entlassen werden.

Die Leber steht entsprechend im Übergang des Stoffwechselsystems zum Rhythmischen System und so am Ende des Verdauungsprozesses bzw. schließt diesen ab.

Aber die Leber steht nicht nur am Ende der Verdauung. Die Verdauung beginnt mit dem Schmecken im Mund bei der Nahrungsaufnahme und dem Kohlehydratabbau. Besonders eindrücklich wird die Bedeutung der Leber für den gesamten Verdauungsprozess bei auftretenden Lebererkrankungen, die zu erheblichen Verdauungsstörungen mit Appetitlosigkeit, Völlegefühl, Blähungen usw. führen.

Die Leber übergreift den gesamten Verdauungsvorgang. Sie

schmeckt die Substanz und reguliert dessen Verdauung. Paracelsus gibt hierfür ein schönes Bild. Alles, was wir essen und trinken, kommt in den Magen, in dem die Speisen durchkocht werden. Den Magen vergleicht Paracelsus mit einem Kochtopf. Dieser aber steht auf einem und bedarf des Kochherdes. Und dieser Kochherd ist die Leber.[65]

Die Leber gibt das richtige Maß der Wärme. Dies ist die Wirksamkeit der Ich-Organisation, die auch im Schmeckprozess wirksam ist.

> «Die erste Erfassung der äußeren Stoffkräfte durch das Ich geschieht unter Begleiterscheinungen der Schmecksensation, des Schmeckens, des Verarbeitens der äußeren Stoffe, sodass es sich subjektiv im Schmecken äußert. Das ist das erste Erfassen der inneren Kräfte. Dann geht es weiter nach innen. Aber es setzt sich auch das Schmecken nach innen fort. Der innere Verdauungsorganismus, der also jenseits des Darmes liegt, der dann ins Blut hinüberführt, ist noch immer ein sich abschwächendes Schmecken. Und so geht es eigentlich hinauf, bis in dem Kopforganismus das Schmecken bekämpft wird. Da wird das Schmecken abgelähmt.»[66]

Und an anderer Stelle:

> «Sie können einfach die intimen Wirksamkeiten im menschlichen Organismus, insofern sie auf den Verdauungsprozess hin lokalisiert sind, gar nicht verstehen, wenn Sie sich nicht den gesamten Verdauungsprozess so vorstellen, dass das gute Verdauen auf einer Fähigkeit beruht, die gewissermaßen mit dem ganzen Verdauungstrakt zu schmecken versteht, dass das schlechte Verdauen gewissermaßen auf der Unfähigkeit beruht, mit dem ganzen Verdauungsapparat zu schmecken.»[67]

Vielleicht kann dieser Zusammenhang ein Licht auf die heute enorm zunehmenden funktionellen Verdauungsbeschwerden und Unverträglichkeiten werfen. Was bedeutet das eigentlich, wenn die Speisen nur auf den ersten bewussten Schmeckprozess bei der Nahrungsaufnahme im Mund hin ausgerichtet werden? Unsere industrielle Nahrungsmittelproduktion benützt eine Unzahl künstlicher Geschmacksstoffe, die den Speisen eine bestimmte gewünschte Geschmacksnote geben. So schmeckt z. B. eine Suppe wie eine Tomatensuppe, ohne dass darin tatsächlich Tomaten enthalten sind. Hat dieser Betrug nicht auch Auswirkungen auf den ganzen Schmeckprozess, der sich im weiteren Verdauungsvorgang im Unbewussten fortsetzt? Wird der Schmeckvorgang dadurch nicht erheblich gestört und korrumpiert, was sich dann in der Folge zur Unfähigkeit des inneren Schmeckens mit entsprechender Störung der gesamten Verdauungsfunktion fortsetzen kann?

Über die Leber-Gallen-Organisation wird nun die Nahrungssubstanz in den Bereich der Wirksamkeit der Ich-Organisation aufgenommen und zur geisttragenden Substanz befähigt. Hier sind die Wärmeverhältnisse, in denen die Ich-Organisation ihre Wirksamkeit entfaltet, von Bedeutung, und entsprechend übernimmt hier der sogenannte «Feuerstoff», der Wasserstoff, die Aufgabe, als Träger der Ich-Organisation im Physischen zu wirken, so wie es der Stickstoff für die Wirksamkeit des Astralleibes und der Sauerstoff für die des Ätherleibes übernimmt.

Nun bildet die Leber die Galle, und mithilfe der Gallenblase wird die Galle in den Darm, die innere Außenwelt, ausgeschieden. Wie bei den vorhergehenden Stufen, als sich bei dem Schritt zur belebten Substanz, der Aufnahme in den Ätherleib, die Ausscheidung über den Darm, bei dem Schritt zur beseelten

Substanz, der Aufnahme in den Astralleib, die Absonderung des Harns als polare Prozesse zeigten, so finden wir auch bei diesem Schritt zur geisttragenden Substanz, der Aufnahme in die Ich-Organisation, wieder als polaren Vorgang einen Absonderungsprozess, den der Galleabsonderung.

Die Ausscheidungen stehen jeweils zwischen den Wesensgliedern bzw. am Übergang vom niederen zum höheren Wesensglied:

Stuhlausscheidung: Übergang Physischer Leib zum Ätherleib
Harnabsonderung: Übergang Ätherleib zum Astralleib
Galleausscheidung: Übergang Astralleib zur Ich-Organisation

Die Brücke zu den Seelengliedern Denken – Fühlen – Wollen

An dieser Stelle soll noch kurz ein Gedanke berührt werden, der eine Brücke zu den Seelengliedern bildet.

Absonderungen im Organischen finden sich immer auch als Ausdruck für ein Sich-Lösen der Wesensglieder aus der leibgebundenen Tätigkeit und ihrem Sich-Hinwenden zu seelischer Wirksamkeit im Denken, Fühlen und Wollen.

Das Sich-Befreien des Ätherleibes aus der Tätigkeit im Wachstum und Aufbau des Physischen Leibes ist die Grundlage des Denkens, das Sich-Lösen des Astralleibes aus dem Ätherleib ermöglicht das Fühlen, und schließlich ist die Grundlage für das Wollen das Sich-Lösen der Ich-Organisation aus der Gebundenheit mit dem Astralleib. Somit eröffnet sich hier aus

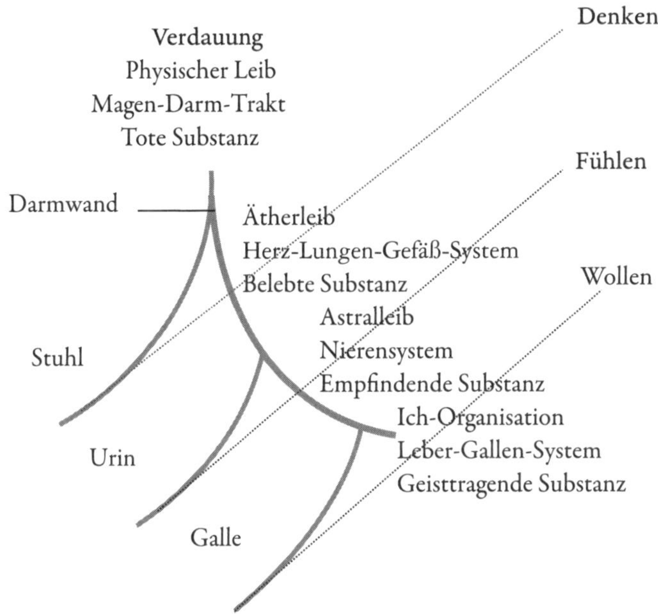

Abb. 24: Die Ausscheidungen als polare Prozesse zu der stufenweisen Hinführung der Nahrungssubstanz zur menschlichen geisttragenden Substanz und den Seelengliedern.

der organischen Tätigkeit der Wesensglieder eine Brücke zu den Seelengliedern Denken – Fühlen – Wollen.

Der Übergang der toten in die lebende Substanz, mit dem polaren Prozess der Stuhlausscheidung, steht im Zusammenhang mit dem Denken.

Der Übergang der belebten in die empfindende Substanz, mit dem polaren Prozess der Urinabsonderung, steht im Zusammenhang mit dem Fühlen.

Der Übergang der empfindenden in die geisttragende Substanz, mit dem polaren Prozess der Galleausscheidung, steht im Zusammenhang mit dem Wollen.

Das Zusammenwirken des Stoffwechselstroms mit den Kräften des Nerven-Sinnes-Systems

Nachdem die Nahrung im Verdauungsvorgang durch die abbauende Tätigkeit der Wesensglieder Ich-Organisation und Astralleib abgetötet und vollständig ihres äußeren Lebenszusammenhanges beraubt wurde, wird sie nun mit dem Durchgang durch die Darmwand, der einem Nullpunkt entspricht, schrittweise von den Wesensgliedern im Innern ergriffen und zur menschlichen, d.h. belebten, empfindenden und geisttragenden Substanz geführt.

Dieser Substanzstrom strahlt nun im Organismus von unten nach oben, aus dem dritten Glied der menschlichen Organisation, dem Stoffwechselsystem, in das zweite Glied, die rhythmische Organisation. Und diesem Substanzstrom kommen nun, von oben nach unten wirkend, die Kräfte des Nerven-Sinnes-Systems entgegen, die formend, gestaltend wirken. Rudolf Steiner beschreibt dies:

> «Wir können sagen: Das Stoffwechselsystem sendet gewissermaßen seine Wirkungen herauf in den rhythmischen Menschen, also das dritte Glied der menschlichen Organisation in das zweite Glied hinein, was sich ausdrückt durch den Rhythmus der Blutzirkulation im täglichen Leben. Das Nerven-Sinnes-System schickt seine Wirkungen in das Atmungssystem hinein, und das drückt sich aus durch den Rhythmus des Atmens. Sodass wir im rhythmischen Menschen, in dem wir das Verhältnis von vier zu eins beobachten können – etliche siebzig Pulsschläge zu achtzehn Atemzügen –, gewissermaßen das Aufeinanderstoßen des Nerven-Sinnes-Systems und des Stoffwechselsystems haben in dem Verhältnis der Rhythmen, (...) Es ist so, dass man sich gera-

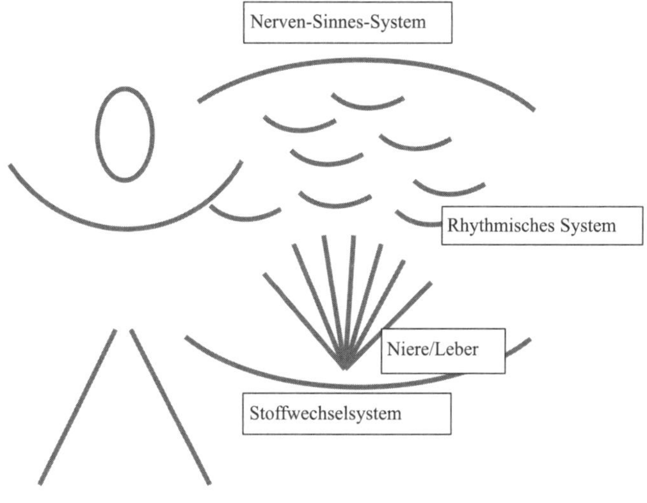

Abb. 25: Die ausstrahlenden Kräfte des Stoffwechsels und die formenden Kräfte des Nerven-Sinnes-Pols.

dezu das Bilden, das Gestalten des Organismus so vorstellen kann, dass Ausstrahlungen stattfinden von Seiten – nun sagen wir – des Nieren-Leber-Systems, denen begegnen die plastischen Abformungen des Kopfsystems. Und will man sich schematisch dasjenige, was da geschieht, zeichnen, so müsste man das so zeichnen. Man müsste sagen: Von dem Leber-Nieren-System finden solche Ausstrahlungen statt – natürlich nicht nur nach oben, sondern nach allen Seiten hin –, diese Ausstrahlungen, die haben die Tendenz, halbradial zu wirken, aber sie werden überall von den plastischen Formungen abgestumpft, die ihnen vom Kopfsystem aus begegnen. Sodass wir die Form der Lunge dadurch begreifen, dass wir ihre Gestalt plastisch ausgestaltet denken vom Leber-Nieren-System, aber entgegenkommend diesen Komponenten diejenigen, die abrunden, vom Kopfsystem aus. Die ganze menschliche Bildung nämlich kommt dadurch zustande, dass wir uns denken: radiale Gestaltung vom Nieren-Leber-System aus, Abrundung der radialen Gestaltung vom Kopfsystem aus.»[68]

An anderer Stelle stellt Rudolf Steiner ein Bild zu diesem Gedanken:

«Vom Kopfe aus werden die Flächen äußerlich gebildet. Die Niere aber liefert so eine Art Strahlung in den Organismus hinein. Es ist ungefähr so, sagen wir, wie wenn ich irgendetwas plastisch bilden wollte. Ich nehme in die eine Hand Mörtel oder irgendeine weiche Substanz, und nun lerne ich mir an, mit der einen Hand den Mörtel hinaufzuwerfen und mit der anderen Hand abzuglätten. Das eine, das Hinaufwerfen, seien die Nieren, das könnte ich so machen, dass ich irgendeinen Bottich habe, wo ich die Substanz nehme; das schleudere ich herauf, oben glätte ich ab und bekomme auf diese Weise diese Organe, die eigentlich ausstrahlen und abgeformt sind.»[69]

Nun haben wir uns das Ganze zunächst nicht als einen sichtbaren und messbaren physischen Vorgang vorzustellen, sondern als ein Kräftewirken in Prozess und Bewegung. Zur physischen menschlichen Substanz gerinnt der Vorgang durch die Tätigkeit der Ich-Organisation, indem diese, in der Wärme wirkend, die Wärmeverhältnisse verändert.

«In der Bildung der fertigen Organgestalten ist die Ich-Organisation tätig. (...) Diese Ich-Organisation lebt ganz in Wärmezuständen. Sie holt aus der allgemeinen Astralwesenheit die einzelnen Organe heraus. Sie betätigt sich dabei an der allgemeinen, durch das Astralische herbeigeführten Substanz so, dass sie den Wärmezustand eines sich vorbereitenden Organs entweder erhöht oder vermindert.

Vermindert sie ihn, so treten unorganische Substanzen in einem sich verhärtenden Vorgang in die Substanz ein, und es ist die Grundlage zur Knochenbildung gegeben. Es werden Salzsubstanzen aufgenommen.

Erhöht sie ihn, so werden Organe gebildet, deren Tätigkeit in einer Auflösung des Organischen besteht, in einer Überführung in Flüssiges oder Luftförmiges.»[70]

Wir können unsere Zeichnung nun um den inneren unteren Schenkel erweitern (siehe Abb. 26). Wir sehen da das Stoffwechselsystem, in dem die Wesensglieder Ätherleib, Astralleib und Ich-Organisation ineinander wirkend die Substanz ergreifen, zur menschlichen Substanz umformen und diese dann als aufbauender Strom in das Rhythmische System hineinstrahlt. Diesem aufbauenden Strom kommt von oben, dem Nerven-Sinnes-System, die gestaltende, abformende Kräftewirksamkeit der dort freien, nicht gebundenen Wesensglieder Astralleib und Ich-Organisation entgegen.

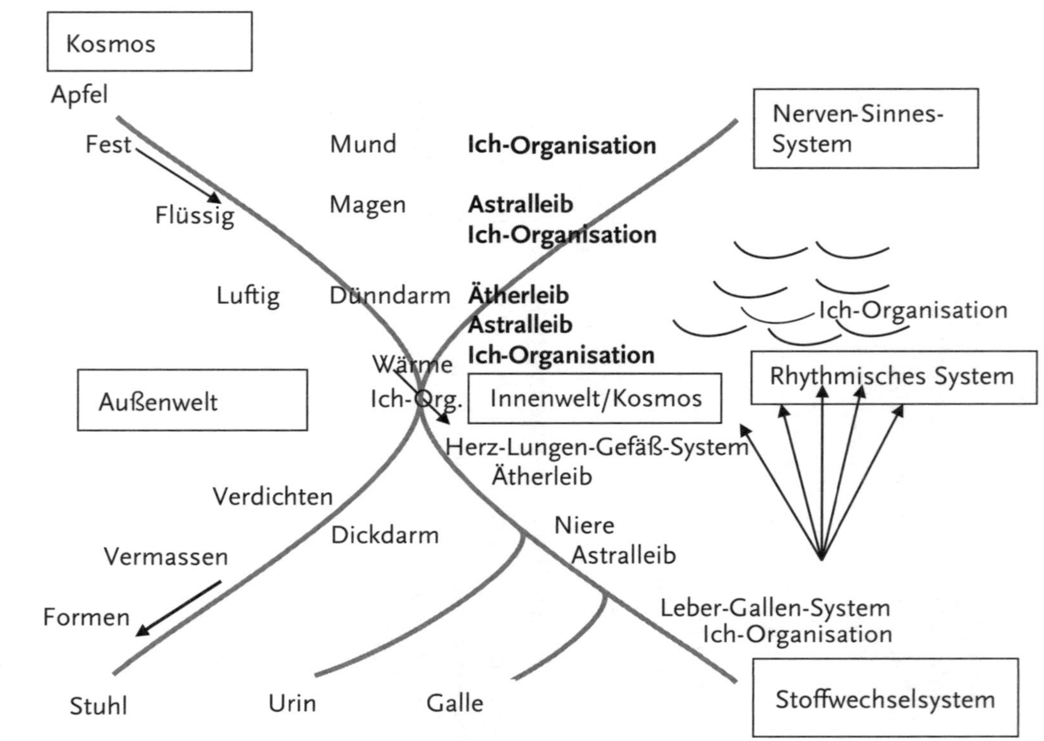
Kosmos
Apfel
Fest
Flüssig
Luftig
Wärme
Ich-Org.
Mund
Ich-Organisation
Magen
Astralleib
Ich-Organisation
Dünndarm
Ätherleib
Astralleib
Ich-Organisation
Nerven-Sinnes-
System
Ich-Organisation
Rhythmisches System
Außenwelt
Innenwelt/Kosmos
Herz-Lungen-Gefäß-System
Ätherleib
Verdichten
Dickdarm
Vermassen
Niere
Astralleib
Formen
Leber-Gallen-System
Ich-Organisation
Stuhl
Urin
Galle
Stoffwechselsystem

Im Nerven-Sinnes-System sind die oberen Wesensglieder Astralleib und Ich nicht primär in den Leibesvorgängen tätig. Die Tätigkeit der Ich-Organisation wird nicht durch die des Astralleibes und die des Astralleibes nicht durch die des Ätherleibes übertönt. Hierdurch wird im Nerven-Sinnes-System das bewusste Leben ermöglicht, indem sich nun Astralleib und Ich frei auf die Welt, nach außen richten. Das bewusste Leben hat aber wieder seine Gegenwirkung im Leib, die primär abbauend ist.

So strahlt nun aus dem Stoffwechselsystem in das Zirkulationssystem des Rhythmischen Systems der aufbauende Substanzstrom hinein. Aus dem Nerven-Sinnes-System kommend, wirken in das Atmungssystem des Rhythmischen Systems hinein die abformenden Kräfte, und in der Mitte des Rhythmischen Systems gestaltet nun die in der Wärme wirkende Ich-Organisation die physische Substanz.

Immer entstammt die gestaltende Kraft in der menschlichen Organisation, sei es im Physischen, im Seelischen wie auch im Biografischen, der Tätigkeit der Ich-Organisation.

Wie die Zeichnung veranschaulicht, stehen der gesamte Verdauungsvorgang, der innere Stoffwechsel und die Substanzbildung unter der Führung der Ich-Organisation. Das Ich umgreift das ganze Stoffwechselsystem, und zudem, in der Mitte stehend, hält es das Gleichgewicht zwischen außen und innen und bildet die Verbindung von äußerem Kosmos zum inneren Kosmos.

Abb. 26 (S. 152): Der Ernährungsprozess und die Tätigkeit der Wesensglieder.

Liebe Leserin, lieber Leser,

mit dieser Karte können Sie uns Ihre Fragen und Wünsche oder Ihre Meinung zum Buch mitteilen.

Diese Karte entnahm ich dem Buch: ________________________________

Meine Meinung zu diesem Buch:

Ich habe folgende Fragen / Wünsche:

Weitere Informationen zum Verlag Freies Geistesleben
und seinen Büchern finden Sie im Internet:
www. geistesleben.com | www.facebook.com/geistesleben

- [ ] Bitte senden Sie mir das aktuelle Gesamtverzeichnis
- [ ] Ich bin auch an E-Books interessiert
- [ ] Schicken Sie mir bitte Ihren monatlichen Newsletter

E-Mail:

Absender:

Name

Straße / Postfach

Postleitzahl / Ort

Bitte ausreichend frankieren

Deutsche Post
WERBEANTWORT

An den
Verlag Freies Geistesleben
Postfach 13 11 22
70069 Stuttgart

Liebe Leserin, lieber Leser,

mit dieser Karte können Sie uns Ihre Fragen und Wünsche oder Ihre Meinung zum Buch mitteilen.

Diese Karte entnahm ich dem Buch: ______________________________

Meine Meinung zu diesem Buch:

Ich habe folgende Fragen / Wünsche:

Weitere Informationen zum Verlag Freies Geistesleben
und seinen Büchern finden Sie im Internet:
www. geistesleben.com | www.facebook.com/geistesleben

- [ ] Bitte senden Sie mir das aktuelle Gesamtverzeichnis
- [ ] Ich bin auch an E-Books interessiert
- [ ] Schicken Sie mir bitte Ihren monatlichen Newsletter

E-Mail:

Absender:

Name

Straße / Postfach

Postleitzahl / Ort

Bitte ausreichend frankieren

Deutsche Post
WERBEANTWORT

An den
Verlag Freies Geistesleben
Postfach 13 11 22
70069 Stuttgart

Liebe Leserin, lieber Leser,

mit dieser Karte können Sie uns Ihre Fragen und Wünsche oder Ihre Meinung zum Buch mitteilen.

Diese Karte entnahm ich dem Buch: ______________________

Meine Meinung zu diesem Buch:

Ich habe folgende Fragen / Wünsche:

Weitere Informationen zum Verlag Freies Geistesleben
und seinen Büchern finden Sie im Internet:
www. geistesleben.com | www.facebook.com/geistesleben

- [ ] Bitte senden Sie mir das aktuelle Gesamtverzeichnis
- [ ] Ich bin auch an E-Books interessiert
- [ ] Schicken Sie mir bitte Ihren monatlichen Newsletter

E-Mail:

Absender:

Name

Straße / Postfach

Postleitzahl / Ort

Bitte ausreichend frankieren

Deutsche Post
WERBEANTWORT

An den
Verlag Freies Geistesleben
Postfach 13 11 22
70069 Stuttgart

VI Die Ausscheidung

Betrachten wir nun die Ausscheidung über den Dickdarm, so haben wir schon ausgeführt, wie sich die Verhältnisse gegenüber dem oberen Verdauungstrakt umdrehen. Entgegen den Prozessen der Verfeinerung, wie sie vom Mund bis in die tiefen Dünndarmregionen stattgefunden haben, findet jetzt der Vorgang des Verdichtens statt. Das «Luftige» wird verdichtet zum «Flüssigen». Im Weiteren wird die Flüssigkeit aus dem Darmlumen resorbiert und wieder in den Flüssigkeitsorganismus aufgenommen. Der Stuhl bekommt eine Schwere, Masse und wird schließlich geformt ausgeschieden.

Es ist dies der gegenüber dem oberen Magen-Darm-Trakt umgekehrte Weg, der nun vom Ätherischen zum Physischen führt und wiederum durch die Elemente gekennzeichnet ist.

Wir haben schon darauf hingewiesen, wie im Magen Luft und Flüssigkeit getrennt sind und wie sich das im Röntgenbild des Abdomens im Stehen in Form der Magenluftblase darstellt. Im Dünndarmbereich sehen wir im Röntgenbild beim Gesunden keine Luftsicheln. Im Bereich des Dickdarms dagegen wird die Luft wieder sichtbar. Luft und Flüssigkeit trennen sich hier wieder, als Ausdruck des Sich-Lösens von Ich-Organisation und Astralleib aus dem Ätherleib. Sehen wir im Röntgenbild im Dünndarmbereich zarte Luftansammlungen, so zeigen diese an, dass die Verbindung von Ätherleib und Astralleib lockerer wird, der Astralleib hier mehr nerven-sinnes-artig tätig wird und Bewusstsein am falschen Ort entsteht, das sich für den Betroffenen in unangenehmen Beschwerden äußert, wie dies eben auch bei einer Enteritis der Fall ist.

Mit dem Auftauchen des Astralleibes aus dem Ätherleib tritt nun im Dickdarm auch wieder Bewusstsein auf, das sich bei stärkeren Blähungen bis zum Schmerz steigern kann. Mit dem

Ausscheidungsvorgang und der auftretenden Sinneswahrnehmung der äußeren Beschaffenheit des Ausgeschiedenen, ob Luft, flüssig oder fest, trennen sich auch wieder Ich-Organisation und Astralleib.

Während der Schluckakt bewusst eingeleitet und unbewusst ausgeführt wird, wird die Defäkation, die Entleerung des Stuhles, unbewusst eingeleitet und bewusst ausgeführt. Interessant ist auch in diesem Zusammenhang, dass Substanzen, wie z. B. Medikamente, die sowohl im Mundbereich, sublingual gegeben, als auch im Rektum, als Suppositorium verabreicht, direkt in das Blut aufgenommen werden können und, ohne den Umweg über den Magen-Darm-Trakt, die Pfortader und die Leber zu durchlaufen, sofort dem Organismus zur Verfügung stehen.

Im oberen Verdauungstrakt werden die Mikroorganismen, die wir in vielfältigster Weise über den Mund aufnehmen, abgetötet. Im Magen und oberen Dünndarm überleben so nur wenige Bakterien.

Ein polares Bild zeigt uns die Situation im Dickdarm. Hier haben wir eine Unzahl an Bakterien. Diese verstoffwechseln die Nahrungsreste unter den physischen Prozessen der Gärung und Fäulnis. Es sind dies Prozesse, die eigentlich in der außermenschlichen Natur bei der Verwesung, also dem Übergang des Lebens in das Tote, stattfinden.

Im oberen Verdauungstrakt wirken auf die Nahrung mechanische und chemische Vorgänge, die Todesprozessen entsprechen, ein. Hierdurch wird einerseits alles Leben abgetötet. Andererseits werden aber gleichzeitig die Bedingungen für ein neues Leben jenseits der Darmgrenze geschaffen. Im Dickdarm wirken Lebensprozesse auf die Nahrungsreste. Diese führen zur Verwesung, zum Tod und zu ihrer endgültigen Ausscheidung nach außen.

Die Nahrung ist im Mund, Magen und Dünndarm auf dem Weg nach innen, zu einem neuen Leben, begleitet von auf sie wirkenden Todesprozessen,

Die Stuhlbereitung im Dickdarm ist auf dem Weg nach außen zum Tod, begleitet von auf sie wirkenden Lebensprozessen.

Während im oberen Verdauungstrakt sich die Wesensglieder miteinander verbinden, indem sie sich mit der Nahrung, der Welt, verbinden, diese ergreifen, analysieren, verfeinern und dem inneren Leben zuführen, trennen sich im unteren Darmtrakt die Wesensglieder wieder voneinander und von dem Darminhalt, der in der Folge nach außen, in die Welt entlassen wird.

Im Verdauungsvorgang wurde die äußere Welt in Form der Nahrung überwunden, wobei deren kosmische Bildekräfte wahrgenommen und aus dem Substanzzusammenhang gelöst wurden. In der Ausscheidung befreit sich der Mensch von den materiellen Resten, man könnte auch sagen dem Leichnam. Er befreit sich und erhebt sich über das Physische.

Wie der Mensch sich im aufrechten Gang über die Schwere erhebt, die Erde unter seinen Füßen lässt und sich aufrecht fortbewegt, so erhebt er sich im Ausscheidungsprozess über das Physische.

Entsprechend könnte man den Dickdarm, denken wir dabei auch an die bei ihm auffallende besondere Ausprägung der Muskulatur, wie eine untere Gliedmaße begreifen. Und so, wie der Mensch beim Gang über die Erde seinen eigenen Fußabdruck auf ihr hinterlässt, so trägt auch der Ausscheidungsprozess einen eigenen Abdruck.

Das Einen-Abdruck-Schaffen hat mit dem Sich-Befreien zu tun. Ein Abdruck im Leib entsteht, wenn sich eine Tätigkeit hineinprägt, und er bleibt, wenn das Prägende sich wieder von seiner unmittelbaren Tätigkeit am Leib löst.

Primäre und abdruckartige Wirksamkeit der Wesensglieder

Im ersten Vortrag des zweiten Medizinerkurses *Geisteswissenschaftliche Gesichtspunkte zur Therapie* schildert Rudolf Steiner, wie die vier Wesensglieder im dreigliedrigen Organismus tätig sind und zusammenwirken. Dabei unterscheidet er die primäre und abdruckartige Wirksamkeit der Wesensglieder.

In der Hauptesorganisation haben die Wesensglieder Ich, Astralleib und Ätherleib ihren Abdruck geschaffen, und nur der Physische Leib ist hier primär wirksam.

Im Brustbereich, insbesondere im Atmungsrhythmus, ist der Abdruck von Ich und Astralleib vorhanden, während der Physische Leib vom Ätherleib durchdrungen ist, der somit primär wirksam ist.

Im Stoffwechselsystem schließlich, auf das Zirkulationssystem übergreifend, hat nur das Ich seinen Abdruck gebildet, während der Astralleib, Ätherleib und Physischer Leib primär in den Prozessen wirksam sind.[71]

Im Abdruck ist die entsprechende Wesensgliedertätigkeit praktisch in den Organismus eingeschrieben. Sie wirkt darin fort ohne die weitere primär tätige Anwesenheit des Wesensgliedes. Gewissermaßen ist das Bild des Wesensgliedes noch da.

Dreigliederung	Primäre Wirksamkeit	Abdruck
Haupt	Physischer Leib	Ätherleib Astralleib Ich
Brustorganismus	Physischer Leib Ätherleib	Astralleib Ich
Stoffwechselsystem	Physischer Leib Ätherleib Astralleib	Ich

Die Aussage, der Ätherleib hat in der Hauptesregion seinen Abdruck geschaffen, bedeutet, dass die Bildekräftetätigkeit, die im Physischen Leib, diesen bildend und prägend, wirkt, zu einem Ende gekommen ist. Sie hat sich dort in der Hauptesregion vollständig in den Physischen Leib eingeschrieben und befreit sich nun aus der leibgebundenen Tätigkeit, wodurch sie, sich auf dem Eingeschriebenen abstützend, dem Seelenleben dienen kann.

So ist es im Brustorganismus mit dem Astralleib, der seinen Abdruck, sein Bild vornehmlich in den funktionellen Prozessen, im Rhythmus hineinprägt. Und im Stoffwechselsystem das Ich, das den Abdruck in den aufeinander abgestimmten, sich im Gleichgewicht befindlichen dynamischen Prozessen des Stoffwechsels geschaffen hat.

Indem wir auf den Ausscheidungsprozess des Dickdarms schauen, können wir ihn als Ausdruck des Sich-Befreiens der Wesensglieder aus ihrer Tätigkeit im Verdauungsprozess und an den Stoffen begreifen. Und da sich hier auch der Ätherleib vom Physischen befreit, haben wir, vom Gesichtspunkt der Wesensgliedertätigkeit angeschaut, im Bereich des Dickdarmes etwas vor uns, das einer beginnenden Gehirnbildung entspricht.

Dadurch, dass auch das Ätherische seinen Abdruck hier im Dickdarm bildet, wird verständlich, dass Mikroben, Fremdlebeprozesse, die eigentlich nur in der außermenschlichen Natur vorkommen, sich hier zu einem eigenen Organ organisieren und ihre Tätigkeit, die physischen Prozessen entspricht, dem menschlichen Organismus dient. So haben wir im Dickdarm einen Bereich eines primär wirksamen Physischen.

In diesem Zusammenhang wird auch das Bild des Vogels verständlich, das Rudolf Steiner für den Ätherleib des Menschen in Bezug auf seine Dickdarmorganisation heranzieht. Er führt aus, dass der Vogel praktisch über keinen Dickdarm und Blase als Reservoir für die Ausscheidung verfügt, sondern nur die Kloake, über die der Vogel mehr oder weniger kontinuierlich ausscheidet. Und so wie der Vogel physisch den Dickdarm nicht besitzt, so hat der Mensch im Ätherischen den Dickdarm nicht.

> «Wir haben einen physischen Dickdarm und eine physische Blase, aber wir sind Vögel in Bezug auf unseren Ätherleib, was diese Organe anbetrifft.»[72]

Im Dickdarm haben wir ja die besondere Situation, dass sich hier, erst nach der Geburt, in den ersten Lebensjahren, die Darmflora entwickelt. In einem absolut lebensfeindlichen sauerstofffreien, anaeroben Milieu entsteht ein reiches Mikrobenleben mit einer unglaublichen, der Leber vergleichbaren Stoffwechselleistung, die ganz im Dienste des Organismus steht. Jeder Mensch entwickelt seine eigene individuelle Darmflora, sodass diese eigentlich als ein Organ des Organismus anzusehen ist.

Welche Bedeutung hat nun diese Darmflora und in welchem Zusammenhang steht sie mit der Tätigkeit der Wesensglieder?

Wie kann es eigentlich sein, dass außermenschliche Prozesse im Organismus stattfinden können, ohne dass Krankheit entsteht bzw. der Organismus sich dagegen wehrt?

Die Darmflora

Mikroorganismen sind seit Urzeiten auf der Erde präsent. Sie befinden sich überall, im Boden, im Wasser und auch in der Luft. Meist siedeln sie sich auf Oberflächen, auch denen der Lebewesen, an. Dabei bilden sie eigene Zellansammlungen und leben mit anderen Arten in einer Art ökologischem Gleichgewicht. So sind in der Regel Oberflächen der stofflichen Welt, der Pflanzen, oberirdisch und unterirdisch, wie auch der Tiere und des Menschen, sowohl außen an der Haut als auch an den noch nach außen geöffneten Orten im Inneren, im Bereich der Schleimhäute, mit Mikroben besiedelt. Neben dem Verdauungstrakt, der äußeren Haut, dem Mund-Nasen-Rachen-Raum, der Scheide, sind auch der äußere Gehörgang und die Bindehautregion des Auges mit Kleinstlebewesen besiedelt. Die Bronchien, Lunge, die Blase mit Harnleiter, die Gebärmutter wie auch das Mittel- und Innenohr und Augeninnere sind frei von Mikroben.[73]

Entdeckung der Darmflora

Als im letzten Drittel des 19. Jahrhunderts die Mikrobenwelt entdeckt und der Forschung zugänglich wurde, entwickelte sich auch bald das Interesse für die Darmflora. Insbesondere der beobachtete Zusammenhang bestimmter Erkrankungen mit Bakterien führte zu der Überlegung, ob nicht gerade die Darmflora eine Bedeutung und Auswirkung bei Krankheiten habe.

Zwei Auffassungen standen sich dabei diametral gegenüber. Zum einen wurde postuliert, dass die Darmflora aus harmlosen Schmarotzern bestünde, die keinerlei Auswirkungen und Bedrohung auf den Organismus ausübe. Zum anderen wurde aber argumentiert, dass die Bakterien der Darmflora Eiweiß abbauen, wodurch Fäulnisprodukte entstehen, deren giftige Substanzen in den Organismus aufgenommen und dort, im Sinne einer intestinalen Autointoxikation, zu einer schleichenden inneren Vergiftung führen würden. Entsprechend sahen die Vertreter dieser Argumentation im Darm des Menschen eine große Gefahr und die Ursache für viele Erkrankungen.

Ilya Metschnikow (1845–1916), ein herausragender Bakteriologe seiner Zeit, sah aber auch positive Aspekte und sprach den Milchsäurebakterien eine vor Krankheit schützende Bedeutung zu. Er vertrat die Auffassung, prophylaktisch Laktobazillen zu geben, und meinte, damit sogar das Leben verlängern zu können.[74]

Die Ansicht, dass die Darmflora bzw. einzelne ihrer Bakterienarten auch eine positive, den Organismus schützende Wirkung ausüben, wurde durch die bahnbrechenden Forschungsergebnisse des Freiburger Hygienikers und Bakteriologen Alfred Nissle (1874–1965) unterstützt.

Nissle beobachtete 1916, dass in angelegten Bakterienkulturen, in denen er menschliche Stuhlproben mit Typhuserregern zusammenbrachte, ein unterschiedliches Wachstum der Typhuserreger und bestimmter Keime der Darmflora, den Kolibakterien, auftrat. Einmal wurde das Wachstum der Kolibakterien gehemmt, und die Typhuserreger vermehrten sich vehement. Im anderen Fall trat aber das Umgekehrte auf. Die Vermehrung der Typhusbakterien ging zurück, und die Kolibakterien zeigten ein ungetrübtes Wachstum.

Nissle interpretierte diese widersprüchlichen Ergebnisse so, dass es starke und schwache Kolibakterien in der Darmflora geben müsse. Die starken Kolibakterien seien dabei in der Lage, sich gegenüber den Typhusbakterien zu behaupten und deren krank machendes Potenzial einzudämmen. Während, wenn diese fehlten, im anderen Fall die Typhusbakterien die Oberhand bekämen.

Bei der weiteren Überprüfung, inwieweit dies auch außerhalb des Labors in der Realität eine Bedeutung habe, konnte er seine Theorie bestätigt finden. Er wies bei Patienten mit Magen-Darm-Infekten schwache, in der Laborschale die Vermehrung der Typhusbakterien nicht hemmende Kolibakterien und bei Menschen, die nicht angesteckt wurden und gesund geblieben waren, starke Kolibakterien, die die Typhusbakterienvermehrung hemmten, nach.

Ein besonders starker Keim wurde bei einem Soldaten isoliert, der als Einziger seiner Kompanie im Ersten Weltkrieg nicht an einer heftigen Durchfallserkrankung erkrankt war.[75] Dieser Keim ist dann der Ausgangskeim des von Alfred Nissle entwickelten Medikaments Mutaflor® geworden, mit dem schon in der damaligen Zeit Erfolge erzielt wurden und das heute in der Therapie von Darmerkrankungen eine Renaissance erfahren hat und vielfältig Anwendung findet.

Das Interesse an der Darmflora und die diesbezügliche Forschung hielten aber nicht lange an.

Als 1928 der Schottische Bakteriologe Sir Alexander Fleming (1881–1955) das Penicillin entdeckte, schwand das Interesse an den Darmbakterien und ihrer Bedeutung und Auswirkung für den Organismus. Konnte man doch nun von Bakterien verursachte Krankheiten mit dieser neuen Substanz bekämpfen.

Mit der weiteren stürmischen Entwicklung der naturwissenschaftlichen Medizin, den exakten Erkenntnissen über Entstehung und Verlauf der Krankheiten und der Entwicklung diesbezüglicher gezielter Medikamentenwirkstoffe und Antibiotika wurden die Aspekte, die sich mit den körpereigenen Schutzfaktoren und Heilkräften befassten, völlig vernachlässigt und vergessen. Im Hinblick auf die Darmflora erkannte man lediglich ihre Bedeutung für die Stuhlverarbeitung im Dickdarm mit Verwandlung der Gallenfarbstoffe, der Vitaminbereitstellung und Entgiftung an.

Nur in der immer mehr an den Rand der Medizin gedrängten Naturheilkunde bewahrte man ein Wissen von der Bedeutung der Darmflora für die Gesundheit des Organismus. Erst in der letzten Dekade des letzten Jahrhunderts hat sich in der Schulmedizin ein Sinneswandel vollzogen, und in zunehmendem Maße wurde geforscht und erkannt, dass die gesunde Darmflora in besonderer Beziehung zum Immunsystem steht und eine große Bedeutung für Gesundheit und Wohlbefinden des Menschen hat.

Es ist bemerkenswert, dass es innerhalb des Organismus einen Bereich gibt, in dem Fremdleben in Form von Bakterien und auch Pilzen toleriert wird. Ein unglaublich vielseitiges und reges Leben herrscht im Darm. Man schätzt, dass mit 10^{14} Keimen (100 Billionen) zehnmal mehr Bakterien in ihm leben, als der ganze Organismus an Zellen hat. Eine unvorstellbare Anzahl. Ca. 500 verschiedene Bakterienarten des Darmes sind bekannt. Sie alle leben in gewisser Hinsicht in einer gegenseitigen Abhängigkeit bzw. Zusammengehörigkeit wie in einem ökologischen System. Dabei nehmen bestimmte Bakterienarten Schlüsselstellungen ein, indem diese in besonderer Weise durch Milieuveränderung das Wachstum schädlicher Bakterien und auch der Pilze hemmen und für ein Gleichgewicht in dieser ökologischen Vielfalt sorgen.

Nach ihrem Verhalten gegenüber Luftsauerstoff lassen sich drei große Gruppen unterscheiden:[76]

- Aerobier. Diese benötigen Sauerstoff zum Leben und Gedeihen. Hierzu zählen vor allem Escherichia coli und Enterokokken. Durch den Sauerstoffverbrauch gewährleisten sie die Lebensvoraussetzungen für die zweite Gruppe, die
- Anaerobier. Diese bilden die weitaus größte Gruppe. Sie werden durch Sauerstoff geschädigt und können nur in sauerstofffreiem Milieu existieren. Zu diesen zählen vor allem Bacteroides, Bifidobakterien, Clostridien, Eubacterium. Schließlich gibt es als dritte Gruppe die
- Fakultativ Anaerobier. Diese Bakterien können sowohl in Gegenwart des Luftsauerstoffs als auch unter anaeroben Bedingungen wachsen. Hierzu zählen vor allem die Lactobazillusarten.

Entwicklung der Darmflora

Während der Schwangerschaft wird das werdende Kind über die Plazenta durch das Blut der Mutter mit Nährstoffen versorgt. Ein direkter Austausch mit der Welt besteht nicht. Obwohl schon funktionstüchtig – das Kind schluckt immer wieder Fruchtwasser –, hat der Magen-Darm-Trakt des Kindes keinen Kontakt zu Fremdleben oder Bakterien. So ist auch der erste Stuhl, den das Neugeborene absetzt, das sogenannte Kindspech (Mekonium), steril.

Bereits während der Geburt, beim Durchtritt durch den Geburtskanal, kommt das Neugeborene mit Bakterien der Mutter in Kontakt, die sofort beginnen, den Darmtrakt des Kindes zu besiedeln. Als Erste wandern die darmspezifischen aeroben Keime der Escherichia coli-Gruppe und Enterokokken-Stämme in den Darm ein. Sie erzeugen dort durch Sauerstoffverbrauch ein Milieu, das im Weiteren, meist bereits nach wenigen Tagen, auch anderen Bakterien, die für ihren Stoffwechsel keinen Sauerstoff vertragen, das Überleben im Darm ermöglichen. Die Besiedelung des Darmtraktes erfolgt so unmittelbar bei dem ersten Kontakt mit der umgebenden Welt und bildet sich natürlicherweise in einer bestimmten Reihenfolge.[77] Die weitere Entwicklung der Darmflora geschieht im Wesentlichen über die Ernährung.

Das Stillen der Neugeborenen führt zu einer hauptsächlichen Besiedelung der Darmflora mit Bakterien, die Milchsäure produzieren (Lactobazillen und Bifidobakterien). Die ansäuernde Wirkung dieser Bakterien schützt, wie schon vor über hundert Jahren durch Ilya Metschnikow postuliert, wiederum vor anderen krank machenden Bakterien, die in dem sauren Milieu nicht gedeihen können.

Anhand der Darmflora-Entwicklung kann beim Kleinkind erkannt werden, ob es gestillt wird oder Fläschchennahrung bekommt. Im Fall der Flaschennahrung baut sich frühzeitig eine Darmflora, ähnlich der der Erwachsenen auf.

Die Entwicklung der Darmflora ist nicht innerhalb des ersten Jahres abgeschlossen, sondern benötigt drei bis fünf Jahre, bis sie die Stoffwechselleistung des Erwachsenen erreicht.[78]

Im weiteren Lebensverlauf verändert sich natürlicherweise die einmal gebildete Darmflora im Wesentlichen nicht mehr. Sie bleibt in ihrer Zusammensetzung stabil, wenn auch zwischenzeitlich, z. B. im Zusammenhang mit Reisen in andere Länder mit anderen Ernährungsgewohnheiten, oder durch eine Antibiotikatherapie, Veränderungen ihrer Zusammensetzung auftreten können. Diese werden im Allgemeinen aber rasch wieder ausgeglichen. Zudem ist die Darmflora individuell, d. h., jeder Mensch hat seine eigene, individuelle Darmflora.

Verteilung der Mikroben im Magen-Darm-Trakt

Im Mundbereich haben wir nach dem Dickdarm die zweithöchste Keimkonzentration. Es verwundert nicht, dass gerade dort, wo über Luft, Wasser und Nahrung ein ständiger Kontakt mit der Außenwelt und den dort beheimateten Kleinstlebewesen besteht, eine reiche Mikrobenvielfalt angetroffen wird, ohne dass hiervon ausgehend eine krank machende Wirkung zu befürchten ist. Im Magen nimmt die Keimzahl der Mikroben erheblich ab. Ausschlaggebend hierfür ist vor allem die Magensäure, die die Bakterien abtötet. So ist auch in den nachfolgenden Darmabschnitten des Zwölffingerdarmes und dem oberen Dünndarm die Mikrobenkonzentration gering und nimmt erst in den unteren Dünndarmabschnitten wieder zu, um dann im Dickdarm eine Vielfalt und Konzentration zu erreichen, deren Anzahl die Gesamtzahl der Körperzellen um das Zehnfache übersteigt.

Wie eine Tapete kleiden die Darmbakterien die innere Schleimhautwand aus. Während in den oberen Dünndarmabschnitten mehr aerobe Keime anzutreffen sind, übernehmen im unteren Dünndarm und insbesondere dann im Dickdarm die anaeroben Keime die Oberhand.[79] Allerdings zeigt sich auch hier eine unterschiedliche Verteilung zwischen Darmwand und Darmlumen, in dem der Stuhl bearbeitet wird. Während das Verhältnis der anaeroben zu den aeroben Keimen in der wandständigen Darmflora 1:1 beträgt, finden sich im Lumen, d.h. im Stuhl, einhundertmal mehr anaerobe als aerobe Keime.

Eine Erklärung findet sich darin, dass im Bereich der Darmwand die Sauerstoffkonzentration ansteigt, da über die Blutversorgung Sauerstoff für die Darmzellen herbeigeführt und auch teilweise in das Darmlumen abgegeben wird. Die aeroben Keime verbrauchen diesen Sauerstoff und schaffen so wieder die Voraussetzung, dass die anaeroben Mikroben überleben können.

Im Dickdarm haben wir so die paradoxe Situation, dass hier durch das Fehlen des Sauerstoffs ein absolut lebensfeindliches Milieu herrscht, das andererseits aber einer Vielfalt von Kleinstlebewesen ihren Lebensraum gibt.

Erinnern wir uns, dass am Beginn der Evolution, als es noch keine Sauerstoffatmosphäre der Erde gab, es anaerobe Mikrolebewesen waren, die den Beginn des Lebens darstellten und durch Sauerstoffbildung schließlich erst die Voraussetzungen für ein höheres sauerstoffabhängiges Leben schafften.

Im Dickdarm haben wir den umgekehrten Prozess: Es erfolgt die Entziehung des Sauerstoffs. Der Träger des Lebendigen wird entzogen und die Bedingungen des primär Physischen erscheinen, und hiermit die anaerobe Mikrobenwelt als Übergang vom Lebendigen zum Physischen.

Zwischen der Innenwelt des Organismus, die jenseits der Darmwand beginnt, und der Außenwelt gliedert sich noch eine eigene Welt, die der Darmflora, ein.

In einem Gramm Stuhl leben 10^{12} (1 Billion) Bakterien, die auch im Dienste des Organismus vielfältige Aufgaben wahrnehmen. Man macht sich im Allgemeinen gar nicht bewusst, dass allein über die Hälfte der ausgeschiedenen Stuhlmenge von Bakterien gebildet wird. Da auch abgeschilferte Zellen, Schleim und Wasser ausgeschieden werden, ist tatsächlich nur der geringere Teil der Stuhlmenge nahrungsbedingt.

Aufgaben und Bedeutung der Darmflora

Die Stoffwechselleistung der Darmflora ist enorm. Sie entspricht derjenigen der Leber. Dabei bilden die Keime eine komplexe ökologische Einheit. Sie benötigen sich gegenseitig, indem die Stoffwechselprodukte der einen wieder die Ernährungsvoraussetzung der anderen bilden, aber auch gleichzeitig dafür gesorgt wird, dass das Verhältnis untereinander im Gleichgewicht bleibt und nicht einzelne Arten überwiegen.

Nun übt aber die Darmflora eine wichtige Funktion im Hinblick auf den ganzen Organismus aus. In diesem Sinne ist die Darmflora als ein eigenständiges Organ des Organismus aufzufassen, das zwischen Stoffwechselsystem und Immunorgan einzuordnen ist.

Kurzkettige Fettsäuren

Eine wesentliche Leistung der Darmflora ist die Bildung kurzkettiger Fettsäuren wie Essig-, Propion-, Butter- und Milchsäure. Die Darmflora ist in der Lage, die Ballaststoffe der Nahrung, die im Verdauungsprozess im Dünndarm nicht aufgeschlüsselt werden können, zu verstoffwechseln, wobei diese kurzkettigen Fettsäuren gebildet werden.

Während normalerweise im Organismus die Organe und ihre Zellen über das Blut die benötigten Nährstoffe zugeführt bekommen, werden im Dickdarmbereich die Schleimhautzellen auch über den Stuhlinhalt in Form der kurzkettigen Fettsäuren mit Nährstoffen versorgt.[80] Dies erklärt, dass in besonderen Fällen, wenn infolge einer Operation Teile des Dickdarmes von der Passage des Stuhles und der Einflussnahme der Darmflora ausgeschlossen werden, ausgeprägte Entzündungen der Schleimhaut entstehen können, die Ausdruck der Minderversorgung der Schleimhautzellen mit Nährstoffen ist. Neben der direkten Energieversorgung der Darmzellen verbessern die kurzkettigen Fettsäuren auch die Durchblutung im Bereich der Darmschleimhaut. Hierdurch wird die Nährstoffversorgung der Darmzellen über das Blut gefördert, die Schleimbildung angeregt und der Schutz der Schleimhautbarriere zwischen dem Darmlumen und dem Inneren des Menschen, dem Blut, bzw. der Lymphe stabilisiert und gestärkt. Zudem wird die Darmbewegung stimuliert und der Verstopfung entgegengewirkt.

Barrierefunktion

Eine wesentliche Aufgabe der Darmflora ist die Barrierefunktion. Die zu der Darmflora gehörigen Bakterien kleiden die Schleimhaut wie eine Tapete aus und besetzen so auch alle Nischen, sodass sich fremde Bakterien nicht anheften und ansiedeln können. Die Schaffung eines bestimmten Milieus, u. a. ein leicht saurer pH-Wert, verhindert ein zu starkes Wachstum potenziell krank machender Mikroorganismen, insbesondere auch aus der eigenen Floravielfalt, und erschwert deren Lebensbedingungen. Des Weiteren konkurriert die Darmflora erfolgreich mit Fremdbakterien um Nährstoffe und bildet zum Teil auch antibiotische Substanzen, die Fremdbakterien abtöten.

Mit der Barrierefunktion erfüllt die Darmflora bereits eine Aufgabe des natürlichen Abwehrsystems des Menschen. Daneben trainiert die Darmflora aber auch Bereiche des Immunsystems, die bei der Entwicklung allergischer sowie autoimmuner Erkrankungen eine wesentliche Rolle spielen.

Vitaminproduktion

Die Vitaminbereitstellung, insbesondere der B-Vitamine B1, B2, B6, B12 und Vitamin K2 durch die Darmflora ist seit Langem bekannt. Allerdings wurde deren Bedeutung für den Organismus wohl überschätzt, und es muss nicht befürchtet werden, dass bei entferntem Dickdarm entsprechende Mangelzustände auftreten. Zum größeren Teil wird die Vitaminbildung für den eigenen Bedarf der Bakterien benötigt.[81]

Entgiftungsfunktion

Eine weitere Aufgabe der Darmflora ist die Entgiftungsfunktion, indem für den Organismus schädliche und giftige Substanzen verstoffwechselt werden. So bewirken beispielsweise Lactobazillen eine Verminderung der Resorption des Ammoniaks aus dem Darm. Dies hat seine Bedeutung z. B. bei einer Leberschwäche, insbesondere bei Leberzirrhose, wenn in der

Leber Ammoniak nicht genügend zu Harnstoff umgewandelt werden kann und dann vermehrt in das Gehirn kommt und zu Bewusstseinsstörungen bis hin zur Eintrübung führen kann. Die Gabe von Lactobazillen kann so, durch Verminderung der Aufnahme des im Darm aus Eiweiß entstehenden Ammoniaks, zu einer Entlastung der Leber beitragen.

Anders ausgedrückt, kann eine Störung der Darmflora auch zu einer vermehrten toxischen Belastung des Organismus führen. Es ist heute bekannt, dass Darm- und Leberfunktion vielfältige Gemeinsamkeiten haben und sich gegenseitig unterstützen und beeinflussen. Eine wesentliche Rolle spielen dabei von Seiten der Leber die Gallensäuren mit ihrer Wirkung auf den Darm und von Seiten des Darmes die Darmflora mit ihrer Barrierefunktion, die sich wiederum auf die Leber auswirkt. Auch beim Abbau und der Entgiftung von Medikamenten wird die Leber durch den Darm unterstützt.[82] Die hell- bis dunkelbraune Stuhlfärbung ist das Ergebnis der Umwandlung des Gallenfarbstoffes Bilirubin in Sterkobilin durch die Darmbakterien.

Die Darmflora hat Einfluss auf die Dickdarmtätigkeit. Sie übt dabei eine regulierende Wirkung aus, insbesondere im Hinblick auf die Ausscheidungsfunktion. Die bereitgestellten kurzkettigen Fettsäuren fördern die Motilität, während andererseits die abführende Wirkung der Gallensäuren abgemildert wird. So entsteht ein regulierendes Prinzip, das sich auch in der entdeckten Fähigkeit der Kommunikation ausdrückt.

Kommunikation

Eine erst in den letzten Jahren näher erforschte Eigenschaft der Darmflora ist die Möglichkeit der Kommunikation der Bakterien untereinander sowie mit den Wirtszellen, den Schleimhautepithel- und den Immunzellen. So «messen» Bakterien an bestimmten Orten ihre Populationsdichte und verändern, bei einem bestimmten Maß der Bakteriendichte, durch An- oder Abschalten bestimmter Bakteriengene ihre Aktivität, z.B. hinsichtlich ihrer Teilungsrate oder der Bildung bestimmter Stoffwechselprodukte. Diese Kommunikationsform bakterieller Lebensgemeinschaften wird «Quorum sensing» genannt.[83] Die Kommunikation mit dem Darmepithel und den Immunzellen, die über den Austausch von Signalmolekülen erfolgt, wird als «Cross talk» bezeichnet. Diese Eigenschaften sind heute Gegenstand des forscherischen Interesses und belegen, wie die Darmflora eingebunden ist in die Tätigkeit des ganzen Organismus, insbesondere in die des Immunsystems.

Darmflora und Immunsystem

Die Barrierefunktion der Darmflora wurde schon angeführt. Sie verhindert effektiv, dass Fremdmikroben die Darmschranke überwinden und in den Organismus eindringen können. Mit dieser Aufgabe ist die Darmflora Teil des unspezifischen oder natürlichen Abwehrsystems. Darüber hinaus hat die Darmflora eine wichtige Bedeutung für den Bereich des spezifischen Immunsystems, das im Bereich der Darmschleimhaut angesiedelt ist und das für die Infektabwehr und die immunologische Toleranz gegenüber der eigenen Darmflora und den

Stoffwechselleistung der Darmflora	**Bedeutung**
Bildung kurzkettiger Fettsäuren aus komplexen Kohlehydraten, Ballaststoffe	• Ernährung der Darmzellen • Stimulierung der Darmbewegung • Förderung der Blutversorgung
Barrierefunktion	Verhinderung der Ansiedelung von Fremdkeimen
Immunmodulation	Training des Immunsystems bezüglich Infektabwehr und Immuntoleranz
Vitaminproduktion	Bildung von B-Vitaminen und Vitamin K
Entgiftung	Giftige und schädliche Bestandteile im Stuhl werden verstoffwechselt und eliminiert
Umwandlung von Gallenfarbstoffen und -säuren	Dunkelfärbung des Stuhles. Minderung der abführenden Wirkung der Gallensäuren
Kommunikation untereinander	Bestimmung der Bakteriendichte und Regulierung bestimmter Bakteriengene, wodurch die Darmflora-eigenschaft beeinflusst wird

Fremdstoffen der Nahrung zuständig ist. Bereits in den ersten drei bis fünf Lebensjahren bis zu ihrer Ausreifung fördert die Darmflora die Entwicklung des darmassoziierten Immunsystems des Kleinkindes.

Eine wesentliche Aufgabe des darmbezogenen Immunsystems ist, zu unterscheiden, inwieweit Fremdes toleriert werden kann oder eliminiert werden muss. Der Darmtrakt repräsentiert eine riesige Oberfläche – würde man die Darmschleimhaut aus dem Darm lösen und auf dem Boden ausbreiten, so würde ein Tennisplatz damit bedeckt werden –, über die ein Kontakt mit den Nahrungsstoffen bzw. allem, was über den Mund aufgenommen wurde, stattfindet.

Trotz der Schleimhautbarriere, die durch die Darmflora sowie Schleim und Abwehrsubstanzen, die von Schleimhautzellen gebildet und sezerniert werden, aufrechterhalten wird, gelangen immer wieder Eiweißbestandteile bzw. Fremdsubstanzen durch diese Darmschranke. Dann hat das Abwehrsystem zu entscheiden, ob dies harmlos ist und toleriert werden kann oder nicht. Ist die Schleimhautgrenze nicht ausreichend stabil, vielmehr vermehrt durchlässig, so kommt es zum verstärkten Übertritt von Fremdsubstanzen. Wenn dann der Organismus bzw. das Immunsystem überfordert ist in seiner Aufgabe, zwischen Toleranz und Schädlichkeit zu unterscheiden, so können Fehleinschätzungen entstehen, deren Auswirkungen sich in der Ausbildung von Allergien zeigen. Es ist naheliegend, dass die Allergieausbildung auf bestimmte Substanzen umso eher geschehen wird, je durchlässiger die Schleimhautschranke für diese ist.

Die Darmflora ist hierbei nun wesentlich beteiligt. Sie ist einerseits mit beteiligt an der Stabilisierung der Schleimhautgrenze. Auf der anderen Seite sorgt sie aber auch gerade dafür, dass immer wieder Keime die Darmgrenze passieren und in Kontakt mit den Immunzellen kommen. D. h., das Immunsystem wird gezielt immer wieder mit potenziell schädigenden Fremdsubstanzen konfrontiert. Dies führt zu einem sehr effektiven Training des darmassoziierten Immunsystems.

Für das gesunde Bestehen und die Stärkung des Immunsystems ist der Austausch und Kontakt mit der Welt, die Auseinandersetzung mit dem Fremden sowie das ständige Üben, zu unterscheiden, was tolerabel und was schädlich ist, immens wichtig.

Im Lebendigen wird die Funktionsfähigkeit eines Organs dadurch gestärkt, dass es benutzt und gefordert wird. Es ist das Gegenteil der Gesetzmäßigkeit im Physischen. Da wird der Gegenstand, der benutzt wird, mit der Zeit und der Häufigkeit der Benutzung schwächer, er wird abgenutzt. Anders die Situation im Lebendigen. Ein Muskel wird kräftiger, wenn er regelmäßig bewegt und benutzt wird. Wird er dagegen geschont, so baut er sich ab. So ist auch das regelmäßige Training der Immunzellen wichtig für die Funktion des gesamten Immunsystems.

Übermäßige Hygiene, das Herauslösen des Menschen aus der Natur wie auch die Vergiftung der Umwelt und Störung ihrer Lebensvielfalt wirken der gesunden Entwicklung des Immunsystems entgegen.

So entstehen Fragen, inwieweit eine verminderte Abwehrfähigkeit, die vermehrte Ausbildung von autoimmunen Erkrankungen und Allergien, mit einem geringeren Kontakt mit harmlosen Umweltkeimen vornehmlich im Kindesalter zusammenhängt. Interessant ist in diesem Zusammenhang, dass Kinder, die auf Bauernhöfen aufgewachsen sind, seltener an Allergien leiden.[84]

Haben verstärkte Hygienemaßnahmen oder auch Ernährungsgewohnheiten, u. a. mit industriell gefertigten Nahrungsmitteln und Fertigprodukten, eine negative Auswirkung auf die Entwicklung des Immunsystems?[85] Eindrucksvolle Untersuchungen zeigen, dass tatsächlich eine Beziehung zwischen Lebensstil und Allergieausbildung besteht, wobei auch ein verminderter Einsatz von Antibiotika und fiebersenkenden Mitteln einen positiven bzw. schützenden Effekt aufweist.[86; 87]

Alles dies deutet darauf hin, welche herausragende Bedeutung der Darmflora sowohl für die Entwicklung des Immunsystems als auch der Erhaltung der Gesundheit zukommt. Entsprechend wichtig ist die Kenntnis der Faktoren, die zu einer Störung und Schädigung der Darmflora führen.

Störungen der Darmflora

Jeder Mensch hat seine eigene individuelle Darmflora, die eine gewisse Konstanz aufweist und, bei einem guten Allgemeinzustand des Menschen, relativ stabil ist. Vielfältige Faktoren können aber dennoch zu einer erheblichen Störung des ökologischen Gleichgewichtes der Darmflora führen sowohl im Hinblick auf die Zusammensetzung der verschiedenen Keime als auch ihre Besiedelungsdichte und Besiedelungsorte im Magen-Darm-Trakt.

Die Ernährung und die Lebensführung haben wie beschrieben einen erheblichen Einfluss und sind so auch im Hinblick auf Störfaktoren besonders zu beachten. Eine vorübergehende Veränderung der Ernährungsgewohnheit z. B. im Urlaub wird normalerweise problemlos toleriert. Ist diese allerdings ausgeprägt, vor allem bei Betreten eines anderen Kulturkreises mit entsprechend andersartigen Ernährungsgewohnheiten, so kann eine Beeinflussung der Darmflora mit subjektiv erlebbaren Verdauungsbeschwerden eintreten. Dies wird umso eher bei Menschen eintreten, die nicht sehr stabil sind und Veränderungen nicht leicht ausgleichen können.

Eine vegetarische Ernährung mit hohem Schlackenanteil bie-

Störelemente der Darmflora	
Ernährung	Ausgeprägte Veränderungen der Ernährungsgewohnheit, insbesondere bei Wechsel in einen anderen Kulturbereich
Infektionen	Magen-Darm-Infekte durch typische Erreger wie Salmonellen, Campylobacter, Shigellen, virale Infekte (Norovirus) oder Toxine (z. B. verdorbene Lebensmittel)
Medikamente bzw. therapeutische Maßnahmen	Antibiotika, Cortison, Immunsuppressiva, Chemotherapie, Bestrahlungen, Hormone
Umwelteinflüsse	Schwermetallbelastungen wie z. B. durch Quecksilber, Blei, Pflanzenschutzmittel
Erkrankungen	Lebererkrankungen, insbesondere Zirrhose, Magen-Darm-Erkrankungen, Abwehrschwäche, Allergien
Psychische Einflüsse	Chronische Stresssituationen

tet der Darmflora ein günstiges Milieu und wird zu einer vielseitigen, ausgewogenen, stabilen Darmflora führen. Dagegen wird eine Ernährung, die vorwiegend aus Fleisch mit viel Fett und Zusatzstoffen bei geringem Schlackenanteil besteht, wie sie heute im Fast Food anzutreffen ist, die Darmflora belasten und eine mehr einseitige Flora, mit Begünstigung der Fäulnisbakterien, bewirken.

Infektionen führen zu einer kurzfristigen Störung des Gleichgewichts der Darmflora, die sich aber meist nach Abklingen des Infektes schnell wieder stabilisiert. Bei abwehrgeschwächten und sensiblen Menschen kann es aber auch zu einer anhaltenden Störung kommen mit der folgenden Symptomatik eines Reizdarmsyndroms. Nicht selten findet man in diesen Fällen in der Stuhluntersuchung eine übermäßige Anzahl von Pilzen, wie Candida albicans.

Hin und wieder geschieht es leider immer noch, dass mit Durchfall einhergehende Darminfekte frühzeitig mit Antibiotika behandelt werden. Hierdurch verschlechtert sich die ganze Situation erheblich. Besser ist in diesen Fällen die probiotische Therapie, d. h. die Stärkung der Darmflora.[88]

Eine der häufigsten Ursachen für eine Störung der Darmflora sind in unserer Zeit nämlich therapeutische medikamentöse Maßnahmen. Hierzu zählen zuallererst Antibiotika, die heute bei vielen, auch leichten Infekten eingesetzt werden. Durch diese kommt es zur Abtötung und Dezimierung der Darmbakterien, oftmals mit einem daraus entstehenden Überlebensvorteil von potenziell schädlichen und krank machenden Keimen, die dann vermehrt gedeihen und im Verhältnis zu den anderen Bakterien überhandnehmen.

Gerade bei Kleinkindern, deren Immunsystem sich noch in

der Entwicklung befindet, ist mit der Antibiotikagabe Vorsicht geboten, und möglichst sollte schon begleitend ein Schlüsselkeim für die Darmfloraentwicklung, wie Escherichia coli, der auch eine besondere Bedeutung für das Immunsystem hat, gegeben werden.

In diesem Zusammenhang ist auch zu erwähnen, dass wir heute unbemerkt über die Nahrung mit Antibiotika, Hormonen, Pflanzenschutzmittelrückständen und anderen Giften, Substanzen in uns aufnehmen, die einen erheblichen toxischen Einfluss auch auf die Darmflora ausüben.

Aber auch Cortison und andere Medikamente, die zur Unterdrückung des Abwehrsystems bei bestimmten chronischen entzündlichen Erkrankungen gegeben werden, sind eine Belastung für die Darmflora. Eine erhebliche Zerstörung des ökologischen Gleichgewichtes bewirken Chemotherapeutika, die als Zellgifte in der Krebsbehandlung eingesetzt werden. In dieser Hinsicht sind auch die Bestrahlungen in der Tumortherapie zu nennen.

Chronische Umweltbelastungen wie z. B. Schwermetalle, Herbizide, Fungizide, die als Pflanzenschutzmittel Verwendung finden, aber auch radioaktive Strahlung üben u. a. eine schädigende Wirkung auf die Darmflora aus.

Nicht zu vernachlässigen ist letztlich der psychische Einfluss, so schwer dieser zunächst auch vorstellbar ist. Wir wissen heute sehr genau, dass zwischen dem Immunsystem und dem Nervensystem sowie der Psyche enge Verbindungen bestehen.[89] Gleiche Botenstoffe wirken im Immunsystem wie im Nervensystem. Viele Untersuchungen zeigen, wie chronischer Stress zu einer erheblichen Beeinträchtigung des Immunsystems führt, während dagegen kurzfristiger Stress das Immunsystem sogar anregt.[90]

Über die Beziehung und Wechselwirkung zwischen Immunsystem und Darmflora zeigt sich dann in der Folge die Störung in der Zusammensetzung der Darmflora.

In gewissem Sinne kann die Darmflora als Spiegel unseres Abwehrsystems gesehen werden. Beides wirkt aber aufeinander bzw. hängt miteinander zusammen, so wie auch deren Entwicklung im Kleinkindesalter Hand in Hand geht. Die Darmflora wirkt sowohl fördernd als auch hemmend auf das Immunsystem, und dieses wirkt in gleicher Weise auf die Darmflora.

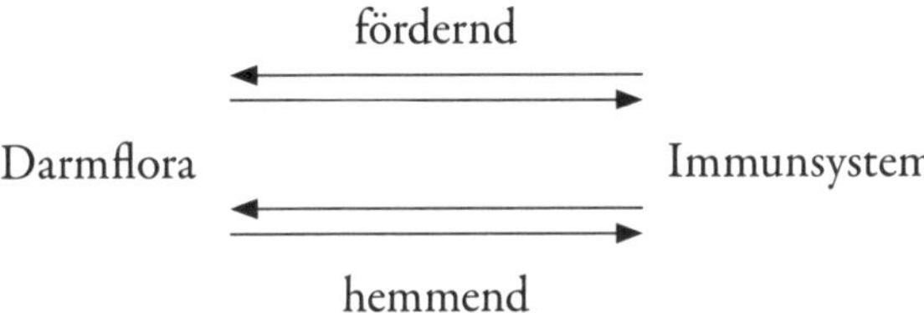

So sollte bei einer Störung innerhalb der Darmflora immer dem Immunsystem Beachtung geschenkt und eventuell belastende Elemente aufgedeckt und behandelt werden. Umgekehrt gilt aber auch, dass bei Erkrankungen, die mit einem geschwächten oder fehlgeleiteten Immunsystem einhergehen, die Darmflora berücksichtigt werden sollte.

Übergeordnete Gesichtspunkte zur Darmflora

Schauen wir noch einmal auf die Polarität zum oberen Verdauungstrakt, so finden wir, wie der Organismus mithilfe der Säure des Magens und den Verdauungsenzymen des Pankreas, der Dünndarmschleimhautdrüsen und der Galle Todesprozesse auf die von außen aufgenommene Nahrung richtet, das Fremdleben abtötet und damit gleichzeitig die Voraussetzung bildet, dass die Nahrungssubstanz zu neuem Leben innerhalb des Organismus berufen werden kann. Im Dickdarm dagegen bilden die Bakterien ein für den Organismus prinzipiell lebensfeindliches Milieu, das andererseits ein reiches Mikrobenleben ermöglicht und die Nahrungsreste und abgeschilferten Darmepithelien sowie durch die Leber abgebaute und über die Galle ausgeschiedene Substanzen über außermenschliche Prozesse wie Gärung und Fäulnis aus dem Lebenszusammenhang zum Toten führt.

Darmflora und Todesprozess

Wie wir gesehen haben, entwickelt sich die Darmflora erst nach der Geburt bzw. beginnt mit der Geburt. Während das geborene Kind den ersten Atemzug tätigt, die Luft und den Sauerstoff über die Lungen in sich aufnimmt, wandern die ersten Bakterien in den Darmtrakt ein, verbrauchen den dort befindlichen Sauerstoff und schaffen in dem entstehenden sauerstofffreien und damit lebensfeindlichen Milieu die Voraussetzung für das Ansiedeln weiterer Bakterien.

Mikrobenleben entsteht und entfaltet seine Wirksamkeit da, wo sich der Übergangsbereich vom Leben zum Tode befindet. Dies finden wir auch in der außermenschlichen Natur, wenn wir den Verwesungsprozess anschauen. So können wir zunächst, so sonderbar es erscheint, einen Zusammenhang der Darmflora mit dem Tod aufzeigen.

Auch die Tatsache, dass die Entwicklung der Darmflora erst bzw. auch schon bei der Geburt beginnt, unterstützt diesen Gedanken. Beginnt doch bereits mit der Geburt, mit dem ersten Atemzug und dem Erwachen in der Welt, ein stetiges, feines Sterben, in dem, in der Bewusstseinsentfaltung, die oberen Wesensglieder abbauend am Leib tätig sind.

Dies führt nun zu einer weiteren Erkenntnis, dass nämlich die Darmflora auch im Zusammenhang mit unseren Bewusstseinskräften steht. Menschenkundlich betrachtet, bedeutet Tod, dass der Physische Leib vom Ätherleib und den höheren Wesensgliedern verlassen wird. Sterben und Tod in irgendeinem Bereich des Organismus heißt, der Ätherleib löst sich hier vom Physischen Leib und steht nun dem bewussten Seelenleben zur Verfügung.

Nun haben wir gesehen, wie die Darmflora eng mit dem Immunsystem verbunden ist. So wie das spezifische Immunsystem eine gewisse Reife um das dritte Lebensjahr erreicht, so hat sich auch die Darmflora in diesem Zeitraum zur individuellen Darmflora entwickelt. Dies ist aber der Zeitpunkt, zu dem das Kind beginnt, «Ich» zu sagen.

Die Darmflora ist aber auch Teil des unspezifischen, naturgegebenen Immunsystems, das ein Organ des Ätherleibs des Menschen ist. So finden wir einen Zusammenhang der Darmflora mit der Ich-Organisation und dem Ätherleib des Menschen.

Darmflora und Sinnesorgan

Wenn wir nun berücksichtigen, dass die Darmflora von außen hereingebildet wird, von innen ergriffen und zu einem Organ gleichsam befestigt wird, durch das die Außenwelt hereinwirkt, so ist dies ein Prozess, der der Sinnesorganbildung zugrunde liegt.

Im *Heileurythmiekurs* schildert Rudolf Steiner:

«... wenn Sie darangehen, zu betrachten das Auge, es wird von außen hereingebildet, das zeigt Ihnen schon die Embryologie, aber es wird von innen her befestigt. Es wird verinnerlicht die Bildung. Darauf beruht ja die Entstehung des Auges. Es wird verinnerlicht.»[91]

In einem Vortrag vom 30.12.1917 in Dornach führt Steiner aus:

«Der Mensch ist erstens dieser innere leibliche Mensch, physisch betrachtet, und ihm sind überall die Sinne eingefügt, die aber eigentlich – wie ich einmal in einem öffentlichen Vortrag in Zürich gesagt habe – wie Golfe sind, die von der Außenwelt hereinragen. (...) Da ist der menschliche Leib, und da baut sich die menschliche Welt, zum Beispiel das Auge oder das Geruchsorgan, ihre Fortsetzung in die Außenwelt hinein, baut sich ihre Golfe durch die Sinnesorgane. Die Außenwelt ragt durch Sinne, Auge und so weiter herein, und von innen kommen wir nur mit dem Ätherleib entgegen und durchziehen das, was uns die Außenwelt hineinschickt, mit unserem Ätherleib. (...) Weil der Glaube besteht, dass die Sinne eigentlich nur von innen heraus zu begreifen sind, vom Leibe aus, so kommen die Menschen nicht dahinter, wie der Mensch eigentlich durch seine Sinne etwas von der Welt wissen kann. Sie reden immer so davon: Die Welt macht Eindruck auf die Sinne, dann aber muss das, was in den Sinnen bewirkt wird, die Seele auffassen. – Die Wahrheit ist, dass die Außenwelt selber in uns hineinbaut, dass wir also richtig die Außenwelt am Zipfel anfassen, mit unserem Ätherleib die Außenwelt am Zipfel anfassen, wenn wir als Menschen mit unseren Sinnen die Außenwelt wahrnehmen.»[92]

Nun handelt es sich bei dem Organ der Darmflora aber nicht um ein physisch ausgestaltetes Organ, das einem physikalischen Apparat gleicht, wie das Auge oder das Ohr, sondern um ein mit Fremdleben behaftetes Stoffwechselorgan. Bei den Sinnesorganen Auge oder Ohr ist die Organbildung im Physischen bis zu einem Ende geführt. Sie sind so ausgestaltet, dass sich das ätherische Leben daraus zurückzieht, praktisch nur noch, wie Rudolf Steiner es ausdrückt, als «ersterbendes Leben»[93] die Sinnesorgane berührt und im Übrigen sich davon befreit hat, um dem Bewusstsein, dem Vorstellungsleben zu dienen. Wie die höheren Wesensglieder Ich und Astralleib, hat auch der Ätherleib im Nerven-Sinnes-System seinen Abdruck geschaffen, wodurch die Sinnesorgane nun für das Ätherische durchlässig werden.[94]

Eine andere Situation ist es bei der Darmflora. Diese ist nicht wie ein physischer Apparat, sondern ein von enormer Stoffwechseltätigkeit geprägtes Außermenschliches, dessen eigenständige Prozesse im Innern ständig bekämpft werden müssen. Hier sind die Wesensglieder dabei, sich ihren Abdruck zu schaffen. Die individuelle Darmflora ist dafür Ausdruck.

Dasjenige, was in der Nerven-Sinnesorgan-Bildung, in der Kopfbildung zu einem Ende gekommen ist, ist hier im Prozess, am Anfang.

Darmflora und Gehirn

Im *Landwirtschaftlichen Kurs* weist Steiner in drastischen Worten auf den Zusammenhang von Gehirn und Darminhalt hin:

> «Was ist denn nun eigentlich im Kopfe enthalten? Irdische Stofflichkeit. Wenn man also das edelste Organ herausschneidet aus dem Tier, das Gehirn, man hat drinnen irdische Stofflichkeit. Beim Menschen hat man im Gehirn irdische Stoff-

lichkeit, nur die Kräfte sind kosmisch, die Stofflichkeit ist eine irdische. Wozu dient dieses Gehirn? Es dient als Unterlage für das Ich. Das Tier hat noch nicht das Ich. Halten wir das ganz richtig fest: Das Gehirn dient als Unterlage für das Ich, das Tier hat noch nicht das Ich, sein Gehirn ist erst auf dem Wege zur Ich-Bildung. Beim Menschen geht das immer weiter zur Ich-Bildung hin. Das Tier hat also ein Gehirn; auf welche Weise ist es entstanden?

Nehmen Sie den ganzen organischen Prozess. Alles dasjenige, was da vorgeht, dasjenige, was im Gehirn zum Vorschein kommt als Irdisch-Materielles, wird einfach ausgeschieden, ist Ausscheidung aus dem organischen Prozesse. Da wird irdische Materie ausgeschieden, um als Grundlage für das Ich zu dienen. (...) Aber es wird diese Nahrungsstofflichkeit nicht nur abgeschieden im Gehirn, sondern schon auf dem Wege im Darm. Dasjenige, was nicht weiterverarbeitet werden kann, wird im Darm abgeschieden, und hier tritt Ihnen eine Verwandtschaft entgegen, die Sie außerordentlich paradox finden werden, die aber nicht übersehen werden darf, wenn man verstehen will die tierische und auch menschliche Organisation. Was ist Hirnmasse? Die Hirnmasse ist einfach zu Ende geführte Darmmasse. Verfrühte Gehirnabscheidung geht durch den Darm. Der Darminhalt ist seinen Prozessen nach durchaus verwandt dem Hirninhalt.

Wenn ich grotesk rede, würde ich sagen, ein fortgeschrittener Dunghaufen ist das im Gehirn sich Ausbreitende; aber es ist sachlich durchaus richtig.»[95]

Explizit über die Darmflora äußert sich Rudolf Steiner im ersten Ärztekurs *Geisteswissenschaft und Medizin:*

«Was draußen in der übrigen Natur vor sich geht durch dasjenige, was sich in der äußeren Natur als äußere Flora gegenüber unserer Darmflora parallel entwickelt, in dem stecken einfach drinnen die Bildungskräfte, die wir aus unserer Darmflora herausziehen. Sehen Sie draußen auf die Flora der Berge, auf die Flora der Wiesen, so müssen Sie sich eigentlich sagen: Da drinnen stecken dieselben Kräfte, die Sie in Ihren Gedanken entwickeln, wenn Sie im Vorstellen, im Fühlen leben. – Und Ihre Darmflora ist deshalb eine andere als die Flora draußen, weil der Flora draußen nicht die Gedanken weggenommen zu werden brauchen. Die bleiben in den Pflanzen drinnen stecken wie ihre Stängel, Blätter, Blüten. Hier bekommen Sie einen Begriff von der Verwandtschaft desjenigen, was in den Blüten, in den Blättern waltet, mit demjenigen, was in Ihnen selbst vorgeht, wenn Sie eine Darmflora entwickeln, der Sie nun nicht die Bildungskräfte lassen, sondern der Sie sie wegnehmen, indem Sie, wenn Sie sie nicht wegnehmen würden, kein denkender Mensch wären. Sie nehmen Ihrer Darmflora das weg, was draußen die Flora hat.»[96]

Zuvor hatte Rudolf Steiner darauf hingewiesen, dass man die Darmentwicklung und dazu die Gehirnentwicklung in der Evolution des Tierreiches studieren sollte. Da würde man erstaunliche Parallelen aufzeigen können.

Die Darmflora steht in einer Verwandtschaft zur äußeren Flora und Fauna. Aber ihr werden die Bildekräfte entzogen. Das bedeutet doch einen Todesprozess. Die Darmflora ist praktisch der Leichnam der äußeren Flora. Es bleibt ein Physisches übrig, das, von außen hereingebildet, Sinnesorganfunktion übernimmt.

Wie oben bereits angesprochen, bemerkte Rudolf Steiner: Durch die Sinne können wir von der Welt wissen.

Das Immunsystem, wir werden noch darauf zu sprechen

kommen, ist ein lernendes System. Es lernt die Welt kennen. Indem die Darmflora sinnesartig von außen hereingebildet wird, hilft sie dem Immunsystem, von der Welt zu erfahren. Dies wollen wir im Weiteren nun näher betrachten.

VII Das Immunsystem

Wenden wir uns noch einmal dem Bereich des Dünndarms bzw. der Darmwand zu. Dem Ort des Übergangs der Nahrungsstoffe in das Blut. Dies ist der Ort, an dem die Nahrungssubstanz durch einen Nullpunkt geführt wird. Sie ist ganz abgetötet, alles Zugehörige zum äußeren Physischen und Lebendigen ist getilgt. Dabei wurde sie durch die Elemente bis zur Wärme geführt, in der sie nun, mit dem Durchgang durch die Darmwand, in den Ätherleib des Organismus aufgenommen und belebt wird.

An diesem Ort ist die Ich-Organisation ganz in den Ätherleib eingetaucht. Das Geistige ist dort gegenwärtig. Und gleichzeitig steht die Ich-Organisation hier in einer Beziehung zu den kosmischen Bildekräften, die als innere Kräfte in der Nahrungssubstanz wirkten, indem sie im Verdauungsvorgang, der – wie Rudolf Steiner es ausdrückte – Dekombination der Stoffe, ihre «Fühlhörner» bis in das Innere der Nahrungssubstanz hinunterstreckte.

An diesem bemerkenswerten Ort finden wir nun im Organismus ein besonderes Organ lokalisiert. Es ist dies das darmassoziierte Immunsystem, das sich in besonderer Weise hier konzentriert.

Zunächst wollen wir uns dem Immunsystem zuwenden und dessen eigentliche Funktion kennenlernen, die heute, ausgehend von der Interpretation der naturwissenschaftlich orientierten Medizin, in einem völlig falschen bzw. einseitigen Bild dargestellt wird. Dies wiederum führt zu weitreichenden Konsequenzen in der Einschätzung und Behandlung von Krankheiten.

Das Immunsystem durchzieht, ähnlich dem Blut- und Nervensystem, den ganzen Organismus. Dabei findet man an bestimmten Orten eigene Organbildungen wie den Thymus, die Mandeln, bestimmte Partien im Darm oder Lymphknoten sowie auch bestimmte Konzentrationen von Bestandteilen des Immunsystems in bestimmten Organen wie z. B. in der Milz oder der Leber.

Zudem ist das Immunsystem im ganzen Organismus präsent, indem seine beweglichen Zellen, die Immunzellen, auf den Blut- und Lymphbahnen den Organismus durchwandern und in alle Gewebe eindringen.

Es werden verschiedene Immunzellen unterschieden. In kompliziertester Weise entwickeln, verwandeln und spezialisieren sich diese, kommunizieren untereinander und vollziehen in ihrem Zusammenwirken unglaubliche Leistungen. Ferner gehören spezielle Moleküle, die Antikörper dazu, die von den sogenannten Plasmazellen des spezifischen Immunsystems gebildet werden. Hinzu kommen weiterhin immunologische Wirksubstanzen, die vor allem aus der Leber kommen und als Komplementsystem bezeichnet werden, sowie vielfältige Botenstoffe, die als Vermittler zwischen den Gliedern des Immunsystems selbst und zum Nerven- und Hormonsystem dienen.

Alle Bestandteile des Immunsystems wiegen zusammen etwa 1 Kilogramm. Man schätzt die Zahl der Immunzellen auf etwa 10^{12} (1 Billion) und die der Antikörper, die durch unseren Körper zirkulieren, auf 10^{20} (100 Trillionen). Eine unvorstellbare Zahl. Und alles ist einem ständigen Abbau und Wiederaufbau unterworfen.

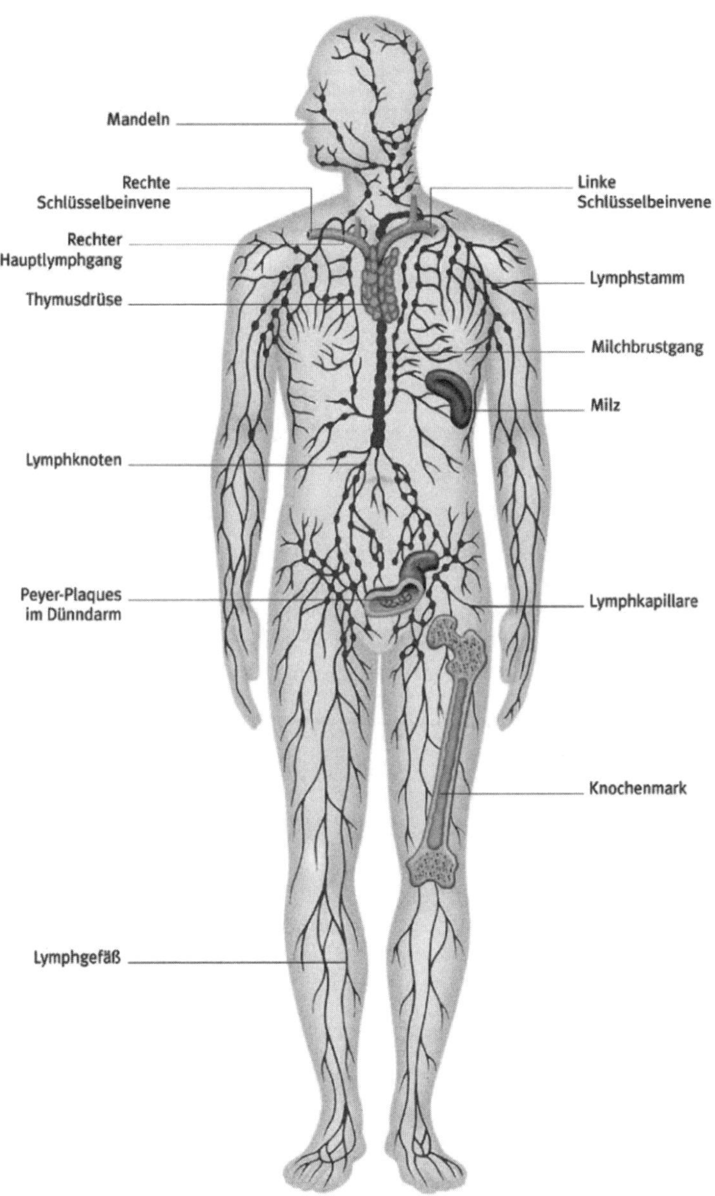

Abb. 27: Organe des Immunsystems.

Die Aufgabe des Immunsystems

Der menschliche Organismus ist, obwohl die Leibessubstanz stets aus den gleichen Grundstoffen aufgebaut ist, individualisiert. Jeder Mensch hat seinen Organismus individuell geprägt, was sich auch physisch in spezifischen Strukturen an den Zelloberflächen ausdrückt. Nichts darf in den Organismus hineinkommen, was dort einen Fremdcharakter beibehält.

Das Immunsystem hat dabei die Aufgabe, den Organismus vor dem Eindringen von Fremdem zu schützen bzw. wenn Fremdsubstanzen in den Körper gelangt sind, diese zu erkennen, abzubauen und aus dem Körper auszuscheiden. Mit anderen Worten, das Immunsystem dient dem Menschen, gegenüber der stofflichen Andersartigkeit der Welt, dem Nichtselbst, sein Selbst und seine Integrität zu bewahren.

Entwicklungsgeschichtlich wie auch funktionell wird das Immunsystem untergliedert in das natürliche und das spezifische Immunsystem.

Das natürliche Immunsystem

Das natürliche Immunsystem ist der Teil unseres Abwehrsystems, der angeboren ist und uns daher naturgegeben zur Verfügung steht. Die Vorgänge innerhalb des natürlichen Immunsystems, die als die natürlichen, unspezifischen Immunmechanismen bezeichnet werden, stellen gleichsam eine Barriere des Organismus dar, die dieser gegenüber den körperfremden und krank machenden Mikroorganismen und Substanzen der Außenwelt aufbaut.

Zu dieser natürlichen Barriere gehört zunächst die mechanische Schutzfunktion der Haut. Hierbei spielen, neben der normalen Bakterienflora der Haut, auch der Talg und Schweiß eine große Rolle. Des Weiteren gehören dazu die Schleimhäute im Bereich der Körperöffnungen wie Mund-, Nasen- und Rachenraum, Atemwege, Augen, Magen-Darm- und Uro-Genital-Trakt, deren Schleim Fremdstoffe binden und deren Eindringen verhindern kann. Viele Mikroorganismen werden durch diese Schutzbarriere im Bereich der Haut und der Schleimhäute daran gehindert, in den Körper einzudringen, oder sie werden schnell erkannt und unschädlich gemacht. Hierbei sind als zusätzliche Schutzmaßnahmen verschiedene Zellen wie z. B. die neutrophilen Leukozyten, die im Blut zirkulieren und bei Bedarf in das Gewebe eindringen können, die Makrophagen – sogenannte Fresszellen –, die vornehmlich im Gewebe sind, sowie gelöste Substanzen des Komplementsystems beteiligt.

Eine Zellart des natürlichen Abwehrsystems sind die «natürlichen Killerzellen» (NK-Zellen). Diese NK-Zellen sind den Lymphozyten ähnlich und in der Lage, bestimmte Zielzellen, insbesondere Körperzellen, die von Viren befallen sind, abzutöten. Auch in der Krebsabwehr spielen sie eine große Rolle.

Kommt es bei Verletzungen und Gewebeschädigung durch äußere Einwirkungen zu entzündlichen Veränderungen, so ist in dem sich dann anschließenden Heilvorgang, der akut, aber auch chronisch verlaufen kann, ebenfalls das natürliche Abwehrsystem vorrangig tätig.

Gelingt es Mikroorganismen oder Giftsubstanzen, diesen Bereich der unspezifischen Abwehr, d. h. die erste Barriere zu durchbrechen oder zu umgehen, so gelangen sie nun in den zweiten Bereich des Abwehrsystems, das das spezifische Immunsystem genannt wird.

Das spezifische Immunsystem

In der Evolution taucht dieser Teil des Immunsystems erst bei den Wirbeltieren auf. Bei Menschen ist das spezifische Immunsystem nun nicht naturgegeben, sondern wird erst im Laufe des Lebens erworben. Seine Aufgabe ist die Unterscheidung zwischen Selbst und Nichtselbst, Schutz des Organismus vor Fremdem und Aufbau einer bleibenden Immunität durch spezifische Abwehrstoffe.

Dabei kann sich eine spezifische Immunität nur ausbilden, wenn ein Kontakt und eine Auseinandersetzung mit dem jeweiligen Fremdstoff stattgefunden hat. Findet ein solcher Kontakt statt, z. B. in der Kindheit mit dem Virus der Masernerkrankung, so entwickelt der Organismus im Verlaufe der Auseinandersetzung spezifische Abwehrstoffe gegen dieses Virus und vermag dann dadurch, dass bestimmte Immunzellen die Erinnerung an die Struktur des Virus bewahren und im Falle eines erneuten Kontaktes sofort Antikörper bilden können, den Organismus vor einer erneuten Krankheit zu schützen. Beispielhaft seien hier für den Schutz vor Zweiterkrankungen die Kinderkrankheiten wie Masern, Röteln oder Mumps genannt.

Durch das Zusammenwirken und die gegenseitige Unterstützung des natürlichen, unspezifischen und des spezifischen Abwehrmechanismus des Immunsystems gelingt es dem Organismus wirksam, sich vor Fremdem zu schützen.

Um aber erkennen zu können, dass etwas Stoffliches körperfremd ist, ist es notwendig, dass die erkennenden Zellen gleichsam ein Wissen von dem haben, was körpereigen ist. D. h., das Immunsystem muss Körpereigenes, das Selbst, erkennen können, um zwischen Selbst und Nichtselbst zu unterscheiden. Diese Fähigkeit der «Selbsterkennung» muss zunächst von den Zellen des Immunsystems erlernt werden. Gleichsam die Schule hierfür findet sich in einem eigens dafür ausgerichteten Organ, dem Thymus.

Der Thymus

Beim Thymus können zwei unregelmäßig geformte Lappen unterschieden werden, die dem Organ eine dem Dreieck ähnliche Form verleihen. Das Organ liegt im Mediastinum hinter dem Brustbein vor dem Herzen.

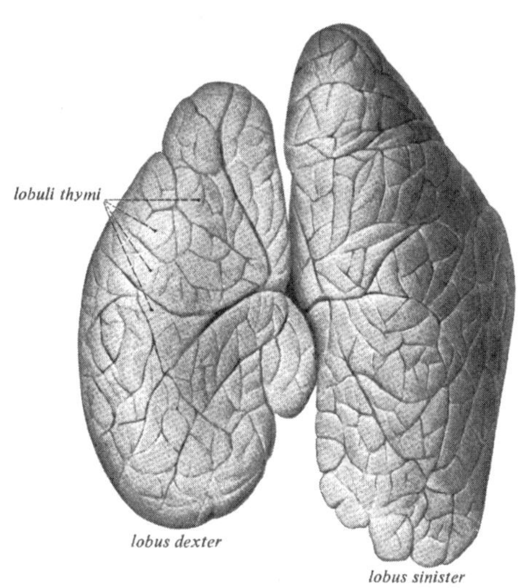

Abb. 28: Der Thymus.

Anders als die übrigen lymphatischen Organe, die mesodermalen Ursprungs sind, wird der Thymus aus allen drei Keimblättern gebildet. Dies kann schon als ein Hinweis auf die in ihm wirkende Ganzheitlichkeit angesehen werden.

Seine hauptsächliche Bedeutung und Wirkung entfaltet der Thymus in der Kindheit und in der Fetalzeit. Ab der Pubertät bildet er sich systematisch zurück und ist beim Erwachsenen nur noch als Fettkörper wahrnehmbar.

Er ist in Läppchen aufgebaut mit einer äußeren Schicht, die als Rinde, und einer inneren, die als Mark bezeichnet wird.

Die Aufgabe des Thymus besteht nun darin, die Lymphozyten, als die für das spezifische Immunsystem zuständige Zellart der weißen Blutkörperchen, einem Reifungsprozess zu unterziehen, an dessen Ende sie befähigt sind, einerseits die eigenen spezifischen Körperstrukturen, das Selbst, zu erkennen und zum anderen die vielfältigen Antigenstrukturen des Fremden aus der Welt, des Nichtselbst, wahrzunehmen.

Innerhalb des spezifischen Immunsystems können zwei wichtige verschiedene Lymphozytenarten unterschieden werden. Es sind dies die so genannten T-Lymphozyten und die B-Lymphozyten, die sich zu weiteren Untergruppen differenzieren.

Der Thymus und die T-Lymphozyten

Die T-Lymphozyten – das T steht für Thymusabhängigkeit – werden im Knochenmark gebildet und gelangen über das Blut zunächst in den Thymus. Dort wandern sie von der Rinde nach innen in das Mark und lernen dabei, umgeben von Retikulumzellen, die als «Ammenzellen» oder «Nurse cells» bezeichnet werden, gleichsam wie in einer Schule die besondere Oberflächenstruktur der körpereigenen Zellen kennen.

Die Identifikation der eigenen Substanzstruktur erfolgt über die MHC-Komplexe (Haupthistokompatibilitätskomplex), wobei die MHC-I-Klasse ein Kennzeichen der zellulären Bestandteile des Organismus ist, die von allen kernhaltigen Zellen an ihrer Oberfläche getragen wird. Ist eine Körperzelle von einem Virus infiziert, oder auch maligne entartet, so werden zusätzlich Fremdantigene auf ihrer Oberfläche präsentiert. Diese Antigene zusammen mit der Anwesenheit von MHC-I-Komplex rufen die zytotoxischen T- Zellen (CD8+) auf den Plan, die diese Zellen als fremd geworden identifizieren können und zerstören.

Die Komplexe der MHC-II-Klasse sind ein Kennzeichen von phagozytierenden Immunzellen wie Makrophagen (Fresszellen), die auf ihrer Oberfläche dann die Antigene der phagozytierten, d. h. der aufgenommenen und verdauten fremden Substanz, präsentieren, wo diese dann von den Lymphozyten wahrgenommen werden. Auf diese Antigene im Zusammenhang mit MHC-II-Komplex reagieren nun die T-Helferzellen (CD4+), die dann Antikörper produzierende Zellen aktivieren, deren sezernierte Antikörper nun Fremdsubstanzen und Krankheitserreger auch außerhalb von Körperzellen in der Körperflüssigkeit erkennen und beseitigen können.

Im Thymus lernen also die T-Lymphozyten die körpereigene Struktur kennen. Dabei verhindert die Thymus-Blutschranke das Einströmen von Antigenen in den Thymus, sodass in Abgeschiedenheit, gleichsam in einer Klause, die Reifung erfolgt. Anschließend wird in einer Art Abschlussprüfung das Lernergebnis überprüft. Lymphozyten, die die körpereigenen

MHC-Moleküle erkennen, bestehen zunächst den ersten Teil der Prüfung.

Im zweiten Teil der Prüfung wird die Stärke der Bindung und Reaktion auf die Wahrnehmung der körpereigenen MHC-Moleküle geprüft. Nur diejenigen Lymphozyten, die die körpereigene Struktur wahrnehmen, aber sich nicht zu fest damit verbinden und sich nicht aktivieren, werden die Prüfung bestehen und dürfen den Thymus als Immunzellen verlassen. Dies sind nur etwa 10 Prozent der Zellen. Alle anderen, die entweder das Eigene nicht erkennen oder sich zu stark damit verbinden, werden eliminiert. Dadurch wird gewährleistet, dass die Abwehrzellen nicht eigene Körperzellen als fremd erkennen und diese zerstören.

Nun kommt noch ein Weiteres hinzu. Die T-Lymphozyten entwickeln während ihrer Reifungszeit im Thymus einen Rezeptor – T-Zell-Rezeptor (TZR) – auf ihrer Oberfläche, der zur Erkennung der Fremdantigene notwendig ist, wobei jeder Rezeptor nur für ein einziges Antigen ausgelegt ist.

Dabei kommt es während der Entwicklung der T-Zellen durch Umbau und zufälliger neuer Verknüpfung verschiedener DNA-Abschnitte (somatische Rekombination)[97] zu einer Umlagerung des genetischen, ererbten Materials, mit dem Ziel, eine enorme Vielgestaltigkeit der T-Zellrezeptor-Ketten, die die Bindung an die Antigenstrukturen ermöglichen, zu erzielen. Hiermit werden die Lymphozyten auf die Welt vorbereitet, wobei jeder T-Lymphozyt nur einen spezifischen TZR trägt.

Ohne die Genumlagerung bei der Rezeptorbildung wäre die immense Vielfalt der Rezeptormöglichkeiten – für jedes Antigen der Welt kann praktisch ein entsprechender Rezeptor gebildet werden – allein aus dem bestehenden menschlichen Genom heraus nicht erklärbar.

In ähnlicher Weise erfolgt auch die Herstellung der verschiedenen Antikörper in den B-Zellen, die nun nicht auf der Zelle getragen, sondern sezerniert werden und so praktisch auch als sezernierte Rezeptoren angesehen werden können.

Der Prozess der Neukombination verschiedener DNA-Abschnitte zur Ausbildung des TZR während der T-Zellreifung im Thymus und der Antikörperbildung im Wirkungsbereich der B-Zellen ist einzigartig.[98]

Dieser Vorgang zeigt, dass im Thymus eine Neuordnung des genetischen Erbmaterials erfolgt. Das Ererbte der DNA in den Lymphozyten, die Erbinformation, wird hierbei aufgelöst und neu zusammengefügt, um im zukünftigen Leben für die Welt optimal vorbereitet zu sein.

In der Abgeschiedenheit von der Welt, im Thymus, geschützt vor den Antigenen der Welt, entwickeln die Lymphozyten ihre T-Zell-Rezeptoren. Diese sind praktisch auf jedes Antigen der Welt ausgelegt und ermöglichen so die Wahrnehmung des Fremden, der Welt – allerdings nur, wenn das Fremde im Zusammenhang mit dem Selbst auftritt und präsentiert wird.

Paracelsus sieht die Natur als ein Buch, das von Gott geschrieben wurde, um den Menschen zu beschreiben. Und alle Kreaturen sind entsprechend Buchstaben dieses Buches (s. a. S. 239 f.). Wenn wir dieses Bild nehmen, so sind die Antigene der Welt gleichsam die Buchstaben, das Alphabet. Und der Thymus ist die Schule, in der das ABC vermittelt wird, in der das Lesen gelehrt wird, um die Welt zu verstehen.

Im Thymus ist somit, ähnlich dem Herzen, die Welt als Ganzes zusammengefasst. Aber die Welt ist dort in Form des Gedankens. Und dieser Gedanke von der Welt beschreibt zugleich den Menschen. Und als die Elemente dieses Gedankens können wir die Bildekräfte sehen.

Dies erinnert auch an die erwähnte Darstellung der «Amme allen Werdens» in Platons *Timaios*, in der alle Möglichkeiten vorhanden sind, die als bildsame Masse für ein jedes zum Abdruck bereit ist, in das die Kräfte des Seienden hineinwirken.

Nun hat der Thymus seine Bedeutung bis zur Ausbildung der Pubertät, d. h. bis zum Ende des zweiten Jahrsiebts. Wenn wir menschenkundlich auf diese Zeit schauen, so erfahren wir, wie im zweiten Jahrsiebt das Sich-Einkoppeln des Ich in den unteren Menschen stattfindet. Es ist ein Individuationsprozess, der da geleistet wird und seinen Ausdruck z. B. in der Krisensituation des Rubikons hat. Das Kind, der Jugendliche, beginnt sich in einer gewissen Distanz zur Familie zu erleben, sondert sich ab und entdeckt die eigene Identität. Das Ererbte wird überwunden und zu eigen gemacht. Des Weiteren erfährt der Ätherleib in dieser Zeit seine Entwicklung und Individualisierung.

Das zweite Lebensjahrsiebt

Im zweiten Jahrsiebt, von der Zeit des Zahnwechsels bis zur Geschlechtsreife, findet die Reifung des Ätherleibes statt, die mit Eintritt der Geschlechtsreife abgeschlossen ist. Jetzt hat der Mensch die Fortpflanzungsfähigkeit erreicht, er kann sich selbst hervorbringen.

In den ersten zwei Jahrsiebten wird neben dem Physischen

Leib auch der Ätherleib entwickelt und individualisiert. Dasjenige, was aus dem Vererbungsstrom kommt, das uns von den Eltern gegeben wurde, um uns zu inkarnieren, wird umgewandelt, sich zu eigen gemacht.

Während im ersten Jahrsiebt die Vererbung ihre Wirkung entfaltet, ist das zweite Jahrsiebt dadurch geprägt, dass der Vererbungsleib nurmehr als ein Modell, d. h. als ein Bild des Leibes, anzusehen ist, an dem sich die Leibesbildung orientiert, aber nun Eigenes aufbaut.

Im *Pastoral-medizinischen Kurs* beschreibt Rudolf Steiner:

«Sodass Vererbung nur gilt für den ersten Lebensabschnitt im strengen Sinne des Wortes, und was später als Vererbung erscheint, ist nicht Vererbung in Wirklichkeit, das muss erkannt werden, das ist Arbeit nach dem Modell, das vererbt ist. Mehr oder weniger wird die Arbeit, die entsteht, dem Modell gleichen. Aber es ist nicht Vererbung, es ist den vererbten Merkmalen nachgebildet. (...) Derjenige, der in die Wesenheit des Menschen hineinschaut, weiß, dass ein qualitativ ganz Verschiedenes auftritt für die Ähnlichkeit mit den Eltern nach dem Zahnwechsel als vor dem Zahnwechsel. Vor dem Zahnwechsel sind es wirklich die Kräfte der Vererbung. Nach dem Zahnwechsel sind es die Kräfte, die nach dem Modell arbeiten. Für eine exakte Anschauung darf man ebenso wenig sagen, dass der Mensch dasjenige, was er zwischen sieben und vierzehn Jahren, also zwischen Zahnwechsel und Geschlechtsreife, an sich trägt, vererbt hat, wie man von jemandem, der in der Galerie sitzt und die Sixtinische Madonna porträtiert, wie man von dem sagen darf, seine Porträtmalerei hat durch Vererbung von der in der Galerie hängenden Madonna die Eigenschaft erhalten.»[99]

Unter der Führung des Ich und des Astralleibes bildet der Ätherleib nun auf der Basis des vererbten Modells seine eigene individuelle Leiblichkeit.

Im Vortrag vom 26.5.1922 in Dornach schildert Rudolf Steiner in eindrücklicher und bildhafter Form, wie sich während des zweiten Jahrsiebts der Ätherleib des Menschen entwickelt. Schon vor der Verbindung des geistig-seelischen Wesenskerns mit dem Physischen im Embryo zieht dieser die Kräfte der ätherischen Welt heran und bildet seinen Ätherleib, der eine Art Abbild des Kosmos enthält, und umkleidet sich mit ihm.

> «Wenn wir den Ätherleib des Menschen in dem Moment herausnehmen könnten, wo der Mensch sich mit dem Physischen Leib verbindet, so würden wir, viel schöner, als das jemals mechanisch geformt worden ist, eine Sphäre haben mit den Sternen, mit dem Tierkreis, mit Sonne und Mond.»[100]

Das Ätherherz

In der Zeit des zweiten Jahrsiebts verändert sich nun die Konfiguration des Ätherleibes. Die Sternenkonfiguration zieht sich nach innen, wird strahlenartig und ballt sich schließlich in der Gegend des Herzens zusammen, wo sie das neue Ätherherz, das entsprechend eine Zusammenballung der ganzen Weltensphäre, ein Bild des Kosmos ist, bilden.

Das alte Ätherherz, das der Mensch als Erbschaft mitbekommen hat, wird durch das neue Ätherherz ersetzt.

> «Denn in der Tat wird das, was sich da von der Geschlechtsreife an zusammengeballt hat, das Ätherherz. Bis dahin hat er, wie gesagt, auch ein Ätherherz, aber das hat er bekommen

als Erbschaft, das hat er bekommen durch die Kräfte, welche im Embryo drinnen sind. (...) Dieses Ätherherz aber, das der Mensch in seinem Kindheitsalter hat, das – es ist der Ausdruck etwas unschön für die Gewohnheiten, die wir haben, aber es trifft ganz genau das, um was es sich handelt –, das verfault nach und nach, und an seine Stelle setzt sich, gleichsam immerfort ersetzend das, was da ätherisch faulend herausfällt, jenes Ätherherz, welches eine Zusammenballung der ganzen Weltensphäre ist, das wirklich ein Bild des Kosmos ist und das wir uns als ein ätherisches Gebilde mitbringen, wenn wir durch Konzeption und Geburt ins irdische Dasein schreiten.»

Und weiter:

«Man möchte sagen: Mit der Geschlechtsreife eigentlich erst ist des Menschen eigenes, aus seinem ätherischen Leib herausgebildetes, nicht durch äußere Kräfte provisorisch gebildetes Ätherherz vorhanden.

Und alle die Ätherkräfte, die beim Menschen bis zur Geschlechtsreife tätig sind, tendieren dahin, ihm ein solches frisches Ätherherz zu geben. Es ist wirklich etwas, was sich in Bezug auf das Ätherische mit dem Zahnwechsel vergleichen lässt. Nicht wahr, im Zahnwechsel haben wir die vererbten Zähne; die werden ausgestoßen, und die anderen Zähne, die dann unsere eigenen sind, ersetzen sie. Und so wird das vererbte Ätherherz, das wir bis zur Geschlechtsreife haben, ausgestoßen, und wir bekommen unser eigenes Ätherherz. Das ist das Wesentliche, dass wir da unser eigenes Ätherherz bekommen.»[101]

Die Überwindung des Erbstromes und Ausbildung der individuellen Leiblichkeit

Das zweite Jahrsiebt ist somit für die Ausbildung der eigenen individuellen Leiblichkeit, dem Selbst, von entscheidender Bedeutung. Dabei muss auch dasjenige, was aus dem Erbstrom uns mitgegeben wurde, überwunden werden.

Unter diesem Gesichtspunkt stellt sich die Frage, ob nicht die zu beobachtende Zunahme der Autoimmunerkrankungen hierin eine Erklärung finden kann. Bei diesen Erkrankungen wird eine Fehlregulation des Immunsystems beschrieben, indem Eigenes als fremd erkannt und mit Entzündungsprozessen beantwortet wird. Nun könnte man sich auch vorstellen, dass das, was da als fremd erkannt wird, Reste aus dem Erbstrom sind, die nicht individualisiert sind und deshalb tatsächlich fremd sind und noch der Überwindung und Individualisierung bedürfen. Der Entzündungsprozess wäre dann nicht eine Fehlleitung, sondern der natürliche Versuch, das Fremde zu überwinden.

Aus Goethes Faust kennen wir die Worte:

> «Was du ererbt von deinen Vätern hast,
> erwirb es, um es zu besitzen,
> was man nicht nützt, ist eine schwere Last;»

So sehen wir, wie die ersten zwei Jahrsiebte geprägt werden durch die Arbeit an der eigenen Leiblichkeit. Das aus dem Erbstrom stammende Physische und Ätherische, das als Substanz und als Modell für die Leibbildung von den Eltern uns mitgegeben wurde, wird überwunden, abgelöst und durch Eigenes ersetzt, sodass vom Selbst gesprochen werden kann.

In diesem Prozess ist nun der Thymus intensiv eingebunden. Wir haben gesehen, wie im Thymus den Immunzellen die Erkennung des Selbst und, durch die Entwicklung ihres TZR, die Möglichkeit, die Welt wahrzunehmen, vermittelt wird. Zudem erfolgt dazu eine Neuordnung des genetischen Materials. Es wird also tatsächlich bis in die Stofflichkeit hinein Ererbtes verwandelt.

Diese Wirkungen im Thymus sind Ausdruck der Tätigkeit der Wesensglieder.

Auf der einen Seite ist der Thymus ein Organ des Ätherleibes. Hier wird den Immunzellen mit der Reifung der T-Zell-Rezeptoren gleichsam das ABC, die Buchstaben der Welt, vermittelt und das Lesen gelehrt, mit dem das Buch der Natur verstanden werden kann. Gleichsam die gesamte Welt ist so im Thymus als Gedanke anwesend.

Der Zusammenhang mit der Wirksamkeit des Ätherleibes zeigt sich auch in dem Zeitraum, in dem der Thymus seine Tätigkeit entfaltet. Mit der Geschlechtsreife, der Fähigkeit der Fortpflanzung, in der die Reifung des leibbildenden Ätherleibes mit der Ausbildung des eigenen Ätherherzens seine Kulmination erfahren hat, zieht sich der Thymus aus seiner Tätigkeit zurück und unterliegt dann dem physischen Prozess der fettigen Degeneration.

Andererseits ist im Thymus in besonderer Weise die Ich-Organisation tätig. Die Individualisierung, das Unterscheiden von Selbst und Nichtselbst, das Überwinden des aus dem Erbstrom Mitgebrachten, die Neuordnung des genetischen Materials ist Ausdruck der tätigen Ich-Organisation.

So ist der Thymus in besonderer Form das Organ, in dem

die Ich-Organisation prägend im Ätherleib tätig ist. Er ist die Schule, in der der Mensch sich selbst kennenlernt und die Voraussetzung dafür erfährt, sich der Welt zuzuwenden, sie wahrzunehmen und zu erfahren.

Prof. Johannes Rohen schreibt über den Thymus: «Der Thymus ... ist schließlich ein Organ, das letztlich dem Ich selbst die Möglichkeit verschafft, im Körper Fuß zu fassen und sich in der Umwelt als eigenständiges Wesen mit eigener, nicht zu verwechselnder (‹persönlicher›) Stofflichkeit zu behaupten.»[102]

Nach dem Verlassen des Thymus wandern die gereiften T-Zellen durch den Organismus und in die sekundären lymphatischen Organe, die Lymphknoten, das mukosaassoziierte Lymphsystem, vornehmlich des Magen-Darm- und Respirations-Traktes, und die Milz. Differenziert in die bereits erwähnten zytotoxischen T-Zellen, die T-Helferzellen und die T-Regulatorzellen, erkennen sie, ob sich Zellen, z. B. nach einem Befall mit Viren oder durch Mutation verändern und eine Gefahr für die Integrität des Organismus darstellen, oder ob Fremdsubstanzen in Blut, Lymphe oder Gewebeflüssigkeit vorhanden sind, wenn diese durch phagozytierende Zellen aufgenommen und den Lymphozyten zusammen mit dem MHC-II-Komplex präsentiert wurden. Im Fall einer erkannten Fremdstruktur beginnt die sogenannte Immunantwort, indem die T-Zellen aktiviert werden und nun, je nach ihrer Art, die virusinfizierte Zelle direkt zerstören (zytotoxische T-Zelle) oder durch Aussendung bestimmter Botenstoffe die Antikörper bereitstellende B-Zell-Reihe herbeirufen. Dabei wird durch die regulativen T-Lymphozyten auch dafür gesorgt, dass die ausgelöste Immunantwort maßvoll, d. h. weder überschießend noch zu geringfügig, erfolgt. Anschließend behalten einige T-Zellen die erkannte

Fremdstruktur im Gedächtnis, weshalb sie auch als Gedächtniszellen bezeichnet werden.

Dieser Prozess der Immunantwort in der Peripherie des Organismus ist gleichsam nun die Erfahrungswelt der Immunzellen. Hier erfahren sie jetzt die Welt und lernen diese ihrer Struktur nach richtig kennen und behalten es sodann im Gedächtnis.

Die B-Lymphozyten

Die B-Lymphozyten stellen nun die andere Reihe der Immunzellen des spezifischen Immunsystems dar. Sie reifen lebenslang im Knochenmark heran. Der Buchstabe «B» bezog sich ursprünglich auf die bei Vögeln vorkommende «Bursa fabricii», einem lymphatischen Organ im Bereich der Kloake, in der die Reifung von B-Lymphozyten zuerst beobachtet wurde. Heute wird das «B» auf «bone marrow» (Knochenmark) zurückgeführt.

Im Rahmen ihrer Entwicklung im Knochenmark durchlaufen die B-Lymphozyten verschiedene Reifungsstadien. Das Ziel ist die Entwicklung der Fähigkeit, die vielfältigen Antigene der Welt zu erkennen und dafür passende Antikörper bilden zu können.

Dabei bilden die B-Zellen jeweils einen spezifischen Rezeptor der Immunglobulinklasse M aus, der auf der Oberfläche getragen wird. Auch hierzu erfolgt, entsprechend des Vorgangs im Thymus bei der Entwicklung des T-Zell-Rezeptors, eine Genumwandlung, in deren Folge die unglaubliche Vielfältigkeit der Antikörperbildung gewährleistet wird.

Um sicherzustellen, dass die Abwehrzellen sich nicht gegen den eigenen Organismus wenden, dürfen nur die B-Lymphozyten das Knochenmark verlassen, deren Rezeptor keine Reaktion auf körpereigene Antigene aus der Umgebung zeigt. Wie im Thymus bestehen nur wenige Lymphozyten diese Prüfung. Alle anderen Immunzellen werden in den Selbstmord, die Apoptose, d. h. den programmierten Zelltod geführt.

Im Fall der bestandenen Prüfung verlassen die jetzt sogenannten naiven B-Lymphozyten das Knochenmark. Sie gelangen in das Blut, die Lymphe, das Gewebe und konzentrieren sich zusammen mit den T-Lymphozyten in den sekundären lymphatischen Organen, den Lymphknoten, der Milz und dem mukosaassoziierten lymphatischen Gewebe.

Sie sind nun immunkompetent und warten, wie ihre Geschwister, die T-Lymphozyten, praktisch darauf, das zu ihrem spezifischen Rezeptor passende Antigen zu treffen. Neben dem Aufenthalt in den lymphatischen Organen begeben sich die Immunzellen aber auch immer wieder auf Wanderschaft durch den Organismus.

Als Vertreter der sekundären lymphatischen Organe haben die Peyer'schen Plaques, die einen Teil des darmassoziierten Immunsystems bilden, eine besondere Bedeutung. Es handelt sich dabei um eine Ansammlung von Lymphfollikeln der Darmschleimhaut, mit vornehmlicher Ausprägung im Ileum und der Appendix. In ihrem Bereich findet man eine besondere Anordnung des Schleimhautepithels, wodurch eine gezielte Einschleusung von antigenen Substanzen durch die Schleimhautgrenze möglich wird und diese so den Immunzellen präsentiert werden können.

Vornehmlich B-Lymphozyten finden hierbei das zu ihrem Rezeptor passende Antigen.

Kommt es nun zu einem Kontakt ihres Rezeptors mit einem Antigen, so wird dieses Antigen in den Zellleib geschleust, dort verdaut und Teile in Kombination mit dem körpereigenen MHC-II-Komplex als Antigen an der Oberfläche exprimiert, das nun von T-Helferzellen wahrgenommen wird. Die Reaktion der T-Zelle führt zur Aktivierung des B-Lymphozyten, der nun in die Keimzentren des Lymphsystems wandert und sich über mehrere Stufen zu einer antikörperproduzierenden Plasmazelle oder in eine Gedächtniszelle differenziert.

Die Plasmazelle ist praktisch der Endpunkt der Entwicklung der B-Lymphozyten. Jede Plasmazelle hat die Fähigkeit der Zellteilung verloren und kann nur eine Art eines spezifischen Antikörpers bilden.

Die Gedächtniszellen wiederum haben die Fähigkeit, sich zu einem späteren Zeitpunkt, bei erneutem Kontakt mit dem spezifischen Antigen, in kurzer Zeit zu Plasmazellen umzuwandeln und spezifische Antikörper in großer Zahl zu produzieren.

Diese Eigenschaften und Fähigkeiten des spezifischen Immunsystems ermöglichen auch die heutigen Impfungen gegen viele Krankheiten.

Beide Lymphozytenarten, die T- wie die B-Lymphozyten, durchlaufen eine Reifung, in der sie das ABC, die Antigenstruktur, der Welt erlernen. Zudem erfahren die T-Lymphozyten die eigene individuelle Struktur des Organismus. Beide Zellarten richten ihre Wahrnehmung auf die Fremdartigkeit der Welt, wobei nun aber die T-Lymphozyten die Welt nur im Zusammenhang mit sich selbst wahrnehmen können.

So zeigt sich das Immunsystem als zweigesichtig. Einmal schauend auf das Selbst, dasjenige, was man ist, das Sein. Zum anderen blickend auf das Nichtselbst, das Anlass gibt zu lernen,

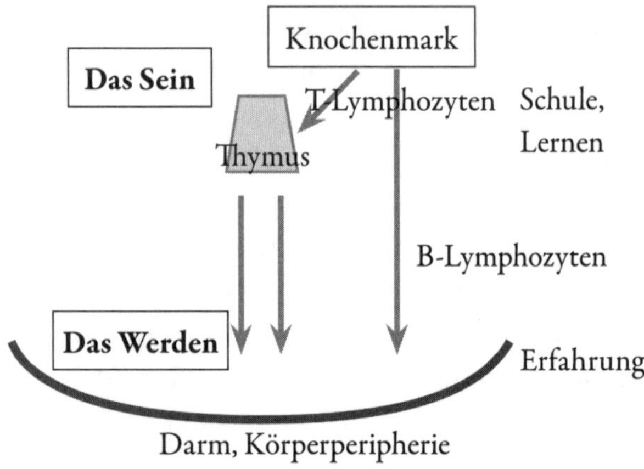

Abb. 29: T- und B-Lymphozyten; Thymus und Darm; Sein und Werden.

zu erfahren, sich zu entwickeln, zu werden. Das spezifische Immunsystem lernt das ganze Leben lang hinzu und entwickelt sich fortwährend weiter. Dabei gelingt dieses Lernen nur durch den Kontakt und die Auseinandersetzung mit dem Fremden.

Im Organismus geschieht dies naturgemäß dort am konzentriertesten, wo der Kontakt mit den Stoffen der Außenwelt am intensivsten ist. Deshalb findet man gerade in der Peripherie, im Bereich der Schleimhaut des Magen-Darm-Traktes besondere Ansammlungen von Immunzellen und einen Ort starker immunologischer Tätigkeit.

Während im Thymus das Wissen über das, was man ist, das Sein, vermittelt wird, geschieht in der Peripherie das Lernen, Erfahren, das zur Veränderung, zur Entwicklung, zum Werden führt.

Dem *Sein* im Thymus, im Zentrum, steht das *Werden* im Darm, der Peripherie, gegenüber.

Das Immunsystem als Abwehrsystem?

Das natürliche Immunsystem ist uns von der Natur her gegeben, es ist allgemein auf einen Schutz hin ausgerichtet und überzieht die Haut und Schleimhäute, die mit dem Fremden der Welt in Kontakt treten. Hierzu gehört auch die körpereigene Bakterienflora der Haut und Schleimhäute. Die Grenzbildung zwischen Innenwelt und Außenwelt wird hierdurch gewährleistet.

Eine andere Qualität hat das spezifische Immunsystem. Es wird dann aktiv, wenn Fremdes die erste Barriere, die von dem natürlichen Immunsystem gebildet wird, überwunden hat, in den Organismus gelangt ist und nun dessen Integrität verletzt. Dabei ist das spezifische Immunsystem auf die Zusammenarbeit mit dem natürlichen Immunsystem angewiesen, indem dieses den Zellen des spezifischen Immunsystems die Struktur des Fremden, die Antigene, präsentiert. In der Folge wird von den Immunzellen das Fremde, z. B. ein Virus, in seiner Struktur auf das genaueste wahrgenommen und dagegen ein so genannter Antikörper gebildet, der wie ein Maßanzug genau der Fremdstruktur angepasst ist. Bis dieser Vorgang abgeschlossen ist, vergeht eine Zeit, in der die Viren in körpereigene Zellen eindringen und sich vermehren konnten. Dies ist die so genannte Inkubationszeit. Anschließend beginnt die Erkrankung, meist von Fieber begleitet, auszubrechen. Eigentlich stellt das schon den Heilungsprozess dar, da die Krankheitssymptome ja bereits der Ausdruck der Auseinandersetzung und Überwindung des Fremden sind. In dieser Phase sind nun die Antikörper, zusammen mit einer Vielzahl anderer entzündungsrelevanter Mechanismen, aktiv und legen sich an das Virus. Mit diesem Antikörper behaftet, kann das Virus im Organismus nicht mehr seine Wirkung entfalten und wird somit unschädlich gemacht und eliminiert. Die Erinnerung an die fremde Struktur bleibt dem Immunsystem erhalten, sodass, im Fall einer erneuten Infektion mit diesem Virus, sofort die maßgeschneiderten Antikörper gebildet werden können, wodurch die Viren bereits abgefangen werden, bevor sie in Organe eindringen und für ihre Vermehrung sorgen können. Hierdurch kann eine erneute Erkrankung vermieden werden.

Das Immunsystem als «militärische Einrichtung» und Verteidigung?

Diese Vorgänge im Zusammenhang mit der Immunantwort, die dem Schutz und der Integrität des Organismus dienen, können unterschiedlich beschrieben werden.

Allgemein wird das Immunsystem heute als Abwehrsystem betrachtet und interessanterweise auf die Vorgänge im Immunsystem mit einer sehr militaristischen Betrachtungsweise geschaut.

Die Auseinandersetzung mit in den Organismus eingedrungenen fremden Erregern wird als Krieg bezeichnet. Zellen des Immunsystems, die in der Lage sind, Tumorzellen oder mit Viren infizierte Zellen zu zerstören, werden als Killerzellen bezeichnet. Antikörper werden als Geschosse betrachtet, und die durch den Körper ziehenden Immunzellen werden als patrouillierende Polizisten oder Soldaten angesehen, die nur darauf bedacht sind, Eindringlinge aufzuspüren und zu vernichten. Die Entzündungsreaktion wird als Schlacht beschrieben, und nach ihrer Beendigung bleibt ein mit Zellleichen übersätes Schlachtfeld zurück. Ein anschauliches populärwissenschaftliches Buch über die Funktionsweise des Immunsystems trägt den Titel *Krieg in unserem Körper: Wie das Immunsystem unser Leben schützt*[103]. Ein Blick auf beliebte Cartoons über das Immunsystem, in denen die Abwehrzellen als todbringende Monster dargestellt werden, veranschaulicht eindrucksvoll diese Vorstellungswelt.[104]

Ein eigenartiges, für unsere heutige Zeit aber vielleicht bezeichnendes Denken steht hinter dieser Betrachtungsweise. Es beinhaltet die Vorstellung, dass für den Organismus die Außenwelt primär bedrohlich und schädlich sei. Der Körper müsse davor geschützt werden, und das gelinge nur durch Abwehr und Verteidigung. Schutz durch Abwehr und Abschottung vor dem Außen.

Immunsystem und Freiheit

Einen interessanten Aspekt bekommt man, wenn man das Immunsystem seiner eigentlichen Wortbedeutung nach betrachtet. Das lateinische Wort Munus bedeutet Amt, aber auch Abgabe oder Zoll. Immun stellt dann die Verneinung da. Immun bezeichnete denjenigen, der «ohne Amt» bzw. «ohne Abgabe» war, d. h. befreit war von der Bürde eines Amtes oder von Abgaben.[105] Die Immunologie ist somit der Wortbedeutung nach eigentlich die Lehre vom Freisein.

Nun kann man die Frage stellen: Wird man frei, indem man alles abwehrt, einen Abwehrzaun um sich aufbaut, sich abschottet, gleichsam mit einem Schutzpanzer umgibt?

Das Immunsystem als pädagogisches System

Eine gänzlich andere Sichtweise ergibt sich, wenn wir die militärische Vorstellungswelt verlassen und uns den Gedanken der Pädagogik zuwenden.

Schauen wir unter diesem Gesichtspunkt auf eine erfolgreich überstandene Viruserkrankung wie z. B. eine Kinderkrankheit oder Grippe. Wir haben die Erkrankung nicht nur überstanden, sondern etwas gelernt. Wir sind nun auch in Zukunft diesem Virus gegenüber geschützt, da unser Organismus es bereits kennt. Wir haben uns also von diesem Virus, nicht nur für jetzt, sondern auch für die Zukunft, befreit.

Das Beispiel der Schule mag den dazu führenden Prozess verdeutlichen. Man stelle sich den Schüler z. B. im Mathematikunterricht vor, der mit einer neuen Aufgabe konfrontiert wird, die er noch nicht kennt, aber mit seinem bisher erworbenen Wissen zu lösen in der Lage ist. Er wird sich mit dem Problem auseinanderzusetzen haben. Er wird die Aufgabe analysieren, seine bisherigen Kenntnisse einsetzen, er wird dabei, je nach Schweregrad der Aufgabe, ins Schwitzen kommen und der Lösung entgegenfiebern. Hat er schließlich die Lösung gefunden, so hat er dazugelernt, und bei der nächsten gleichen Aufgabe kennt er die Lösung bereits und wird sie ohne Probleme bewältigen. Er hat sich durch das Lernen von diesem Problem frei gemacht.

In dieser Weise kann die Aufgabe und Tätigkeit des Immunsystems verstanden werden. In der Auseinandersetzung mit dem Fremden wird dieses nicht primär zerstört und vernichtet. Das geschieht äußerlich gesehen auch, aber es ist nicht das Wesentliche. Das Bedeutsame des Vorgangs ist, dass das Fremde verdaut wird. Und hierbei lernt das Immunsystem dieses kennen und behält das erworbene Wissen davon in der Erinnerung.

So lernt das Immunsystem durch den Kontakt mit dem Fremden das ganze Leben lang. Und jedes Mal nach erfolgreich überstandener Erkrankung ist der Organismus um eine Erfahrung reicher und entwickelt sich. Er befreit sich ein Stückchen weiter von der Welt, wird individueller. Man kann auch sagen, er wird jedes Mal etwas vollkommener.

Das Wesentliche in der Tätigkeit unseres Immunsystems ist somit nicht das Abwehren, sondern das Lernen, nicht das Abtöten, sondern das Überwinden des Fremden. Und aus diesem heraus, der dabei gemachten Erfahrung, erwächst der Schutz, das Freisein. Das Immunsystem ist mitnichten ein Abwehrsystem. Es ist ein pädagogisches System.

Immunsystem und Ich-Organisation

Das Immunsystem entfaltet seine Wirksamkeit durch das Zusammenwirken des spezifischen und des unspezifischen Immunsystems. Dabei ist das unspezifische Immunsystem dem Organismus von der Natur gegeben. Es ermöglicht Schutz vor Verletzung der Integrität des Organismus und ist vorrangig an den Aufbau-, Heilungs- und Wiederherstellungsprozessen bei Verletzungen und Krankheiten beteiligt. Das natürliche Immunsystem ist dementsprechend ein Organ des Ätherleibes.

Das spezifische Immunsystem ist darüber hinaus nun ein Organ der Ich-Organisation. Die primäre Aufgabe der Unterscheidung zwischen Selbst und Nichtselbst kann nur von der Ich-Organisation geleistet werden. Das Bewahren der eigenen Integrität, das Lernen und sich Entwickeln ist eine Tätigkeit der Ich-Organisation. Diese Vorgänge spielen sich im Unbewussten ab und sind begleitet durch Entzündungs- und Regenerationsprozesse, in denen sich auch die Tätigkeiten des Astralleibes und Ätherleibes ausdrücken. Indem die Erinnerung gebildet wird, ist in besonderer Weise der Ätherleib einbezogen. In ihn werden durch die Ich-Organisation die Erfahrungen eingeprägt und die Erinnerung ermöglicht.

So können wir in den immunologischen Vorgängen die Wirksamkeit und Tätigkeit der Ich-Organisation und mit ihr des Astralleibes im Ätherleib sehen.

Es verwundert auch nicht, dass man gerade im Bereich der Schleimhaut des Magen-Darm-Traktes die größte Konzentration des Immunorgans mit besonderen Ansammlungen von Immunzellen und einen Ort starker immunologischer Tätigkeit findet. Einerseits ist dort auf der materiellen Ebene der Kontakt mit den Stoffen der Außenwelt am intensivsten, andererseits aber ist hier die Ich-Organisation im Ätherleib, dem Bildekräfteleib tätig und tritt mit den kosmischen Bildekräften der Nahrung in Beziehung. Es ist der Ort, an dem der Mensch im Unbewussten ganz bei sich ist. Hier herrscht im wahrsten Sinne des Wortes «Geistesgegenwart». Physisches wird überwunden und Freiheit lebt auf.

Das Immunsystem

Fassen wir das Besprochene nochmals zusammen: Die Bildung der Blut- und Immunzellen geschieht nach der Geburt im Knochenmark, während im Embryonalleben die Blutzellen auch noch in der Leber und Milz gebildet werden.

Im Knochenmark haben wir so die Quelle des Blutes zu sehen, die der Ich-Organisation als Träger dient. Das Knochenmark ist aber auch, wie sich Prof. Johannes Rohen ausdrückt, «... ein ständiger, schier unerschöpflicher Quell neuen Lebens – im Grunde der Ursprung der Zirkulation selbst».[106] Sodass hier eben in besonderer Weise der Ätherleib wirksam ist.

Während die B-Lymphozyten im Knochenmark verbleiben, verlassen die T-Lymphozyten ohne besondere Vorbildung das Knochenmark und wandern in den Thymus, der für sie der Ort der Reifung und Schulung ist. Umgeben von «Ammenzellen», lernen die Immunzellen hier die Struktur des eigenen Selbst und entwickeln ein Wahrnehmungsorgan, den T-Zell-Rezeptor, für die Erkennung der Fremdartigkeit der Natur. Dazu wird die bestehende Genstruktur aufgebrochen und verwandelt.

Dies bedeutet, dass die aus dem Erbstrom stammende determinierte und beschränkte Gestaltungsmöglichkeit aufgehoben wird. Die Neukombinationen der Genstruktur ermöglichen, dass die T-Zell-Rezeptoren praktisch auf jedes Antigen der Welt ausgelegt sind und Erkennungsmerkmale für die gesamte Vielgestaltigkeit der Natur bilden.

Die Immunzellen bekommen so die Möglichkeit, die Welt kennenzulernen. Man kann auch sagen, sie erwerben sich die Fähigkeit des Lesens im Buch der Natur.

Diese Vorgänge im Thymus geschehen bis zur Vollendung des zweiten Jahrsiebts bzw. bis zur Geschlechtsreife, wenn der Ätherleib seine Reifung erfahren hat, die sich in der Fähigkeit, den Menschen wieder hervorzubringen, ausdrückt, und der Vererbungsleib und das aus dem Erbstrom kommende Modell umgearbeitet wurden. Danach bildet sich der Thymus bis zu einem bedeutungslosen Fettkörper zurück.

So ist der Thymus in besonderer Weise ein Organ des Ätherleibes, in den die Ich-Organisation hineinwirkt, indem sie die Immunzellen mit der Fähigkeit der Erkennung des Selbst ausstattet.

Nach ihrer Reifung verlassen die T-Lymphozyten den Thymus und gelangen in die Peripherie und in die sekundären lymphatischen Organe, um nun ihrer Aufgabe, Fremdes wahrzunehmen, nachzukommen, oder besser ausgedrückt: im Kontakt mit der außermenschlichen Natur Erfahrungen zu machen.

Die B-Lymphozyten reifen dagegen im Knochenmark heran und bilden dort ihr Wahrnehmungsorgan, den Rezeptor für die Andersartigkeit der Welt aus, wobei ebenfalls, wie im Thymus, eine Genumwandlung des Ererbten erfolgt. Im Gegensatz zu den T-Lymphozyten im Thymus, lernen sie dabei aber nicht das Erkennen des Selbst. Sie werden auf die Welt hin orientiert. Sie sind also an ihrem Reifungsort im Knochenmark nicht in der Weise von der Ich-Organisation ergriffen worden, wie das im Thymus geschieht.

Nach dem Erwerb ihrer Immunkompetenz, d. h. der Ausbildung ihres spezifischen Immunglobulinrezeptors, verlassen die B-Lymphozyten das Knochenmark und wandern in die sekundären lymphatischen Organe, insbesondere in den Bereich des mukosaassoziierten Lymphsystems, und suchen den Kontakt mit den Antigenen der außermenschlichen Natur, um sich dann mithilfe der T-Lymphozyten zu Antikörper produzierenden Plasmazellen oder Gedächtniszellen zu entwickeln.

Im Unterschied zu den T-Lymphozyten, die Antigene nur in Verbindung mit dem Selbst, d. h. wenn diese ihnen von einer anderen Zelle präsentiert werden, wahrnehmen können, sind die B-Lymphozyten in der Lage, auch gelöste Antigene wahrzunehmen und in sich aufzunehmen. Sowohl die zelluläre als auch die humorale Abwehr ist so gewährleistet.

In der Peripherie wenden die Immunzellen nun also ihre Fähigkeiten an, die sie bei ihrer Reifung erworben haben. Sie machen ihre Erfahrung. Sie treten mit der Welt, der Natur in realen Kontakt und lernen deren Gesetzmäßigkeit, die sich in der Antigenstruktur ausdrückt, kennen.

Im Knochenmark und Thymus sind die Kräfte des Ätherischen, die Bildekräfte, die Laute wirksam und repräsentieren, im Sinne der «Amme allen Werdens» in Platons *Timaios*, alle Möglichkeiten.

In der Peripherie des Organismus, insbesondere im Bereich des Darmtraktes, offenbaren sich dagegen die Geschöpfe der gewordenen Welt.

Das Kennenlernen der realen Welt, das Erwerben der Erfahrung geschieht, indem das Fremde von den Immunzellen aufgenommen, verdaut und dabei ihr Inneres erkannt wird. Dieser Prozess des Verdauens und Erkennens des Fremden und die damit im Zusammenhang stehende Entwicklung der Immunität ist, sofern das Fremde als nicht tolerabel und als gefährlich für die Integrität des Organismus erkannt wird, mit Krankheitserscheinungen verbunden, die sich in entzündlichen Vorgängen, eventuell mit Fieber, ausdrücken.

Der Vorgang der Entzündung wird auch als parenterale Verdauung bezeichnet, was den wirklichen Sachverhalt exakt wiedergibt.

Fremdes führt so zu Krankheitserscheinungen, die, im Bereich des Unbewussten des Menschen, aber mit dem Erwerb neuer Erfahrungen und innerer Entwicklung verbunden sind. Der Mensch gewinnt Immunität. Er befreit sich von den fesselnden Kräften der Welt und wird dadurch immer ein wenig freier und letztlich auch gesünder. Die Gesundungskräfte werden gestärkt, wenn eine Krankheit überwunden wird.

So ist das Immunsystem ein Ort des Lernens, des Erkenntnissammelns, ein Ort, an dem sich das Selbst in Beziehung mit der Welt bringt und dabei, neben dem Erfahren der Welt, auch mehr über sich selbst erfährt.

Jede neue Erfahrung, jede Krankheit, die Ausdruck dieses Lernprozesses ist, bewirkt eine Bereicherung, führt dazu, ein anderer zu werden, ermöglicht Entwicklung.

Immunsystem und Nerven-Sinnes-System

Im Aufgabenbereich des spezifischen Immunsystems mit Wahrnehmung des Fremden, Unterscheidung zwischen Selbst und Nichtselbst, Bewahrung der Identität, Erwerb von Erfahrungen, Ausbildung der Gedächtnisfunktion sehen wir eine gewisse Verwandtschaft zum Nerven-Sinnes-System, die aber dennoch polar ist.

Wie das Nervensystem durchzieht auch das Immunsystem den ganzen Organismus. Während die Nervenzellen aber bestimmte bleibende Standorte haben, sind die Immunzellen in ständiger Bewegung und Wandlung begriffen. Im Nerven-Sinnes-System ist das Formprinzip beherrschend. Das Immunsystem ist durch Bewegung und Verwandlung charakterisiert.

Die Tätigkeit im Nerven-Sinnes-System wird begleitet durch sich feldartig ausbreitende elektrische Impulse in netzartig angeordneten, stabile Strukturen bildenden Nervenfasern. Hierüber erfolgt auch die Kommunikation im Nerven-Sinnes-System.

Das Immunsystem bildet keine stabilen Strukturen, alles ist in Bewegung. Die Kommunikation im Immunsystem und der Immunzellen untereinander erfolgt durch zirkulierende Botenstoffe. Immunzellen werden ständig neu gebildet, reifen heran und sterben ab. Die Nervenzellen dagegen sind dauerhaft und zeigen nur eine geringe Regenerationsfähigkeit und kaum Neubildungsmöglichkeit.

Wie der Mensch mithilfe des Nerven-Sinnes-Systems wahrnehmend, erkennend, lernend und reagierend der Welt gegenübertritt und dabei seine Identität bewahrt und sich weiterentwickelt, so geschieht dies auch mithilfe seines Immunsystems, nur, dass es dort völlig im Unbewussten vollzogen wird, während im Nerven-Sinnes-System Bewusstsein herrscht.

Im Nerven-Sinnes-Prozess stehen wir der Welt gegenüber, wir behalten eine gewisse Distanz, ohne die wir nicht bewusst wahrnehmen könnten. Die Tätigkeit des Immunsystems dagegen gibt diese Distanz ganz auf und verleibt sich die Welt ein.

Über das Nerven-Sinnes-System bekommen wir ein Bild der Welt vermittelt, wie sie geworden ist. Es ist einem Spiegel vergleichbar. Über das Immunsystem erfahren wir auf der Ebene des Unbewussten die hinter dem Gewordenen, Sinnesfälligen wirkende reale Welt der Bildekräfte.

Beide Systeme sind Werkzeuge des Seelisch-Geistigen des Menschen: das Nerven-Sinnes-System für das bewusste Leben in der Seele, das Immunsystem für das unbewusste Leben im Leib.

Nerven-Sinnes-System	**Immunsystem**
Form	Verwandlung
Unbeweglichkeit	Bewegung
Kommunikation über stabile verbindende Nervenfasern	Kommunikation über zirkulierende Botenstoffe
dauerhaft	Neubildung
Bewusstsein	Unbewusstsein
Wahrnehmung der Welt, unstofflich	Wahrnehmung der Welt, stofflich
Wahrnehmung durch Distanz	Wahrnehmung durch Einverleibung
Bild der gewordenen Welt, Spiegel	Realer Kontakt mit den Bildekräften, dem Werden

VIII Anthropsophische Medizin und Heileurythmie

Innerer Kosmos

Wir haben gesehen, wie die Nahrungssubstanz in dem Verdauungsprozess durch die Qualitäten der verschiedenen Elemente geführt und dabei befähigt wird, lebende Substanz zu werden. Im Bereich der Darmschleimhautgrenze wird entschieden, was die Darmgrenze passieren kann, was für den Organismus gut, tolerabel oder schädlich ist und was über den Dickdarm ausgeschieden wird. Dies ist eine Tätigkeit der Ich-Organisation. Sie entscheidet über das weitere Schicksal der Nahrungssubstanz und geleitet danach diese durch die Darmschleimhaut in das Blut, in das Innere des Organismus.

Jenseits der Darmgrenze haben wir es nun mit der Gesetzmäßigkeit des Ätherleibes zu tun. Im Verdauungstrakt wirkten die physischen Kräfte der Chemie und Physik. Jenseits der Darmgrenze taucht die lebende Substanz in die Welt der ätherischen Bildekräfte ein. Diese innere Welt im Menschen können wir als inneren Kosmos begreifen, gegenüber dem äußeren Kosmos mit seinen auf die Erde einstrahlenden Bildekräften.

Nun besteht ein Zusammenhang der Bildekräfte mit den Lauten der Sprache. Die Bildekraft, die in der außen sichtbaren Pflanze wie auch im Inneren des Organismus in der Organbildung wirksam ist, wird in dem gesprochenen Laut hörbar. Wird dieser Laut eurythmisiert, so erscheint er sichtbar. Darauf beruht ja die Eurythmie. Die eurythmische Bewegung hebt, indem der Laut bewegt wird, den Physischen Leib in die Gesetzmäßigkeit des Ätherischen und führt so zur Sichtbarkeit der entsprechenden Bildekraft.

> «... durch die Eurythmie (treten) eigentlich bis zu einem hohen Grade die Bewegungen des Ätherleibes anstelle des Physischen Leibes, sodass die eigenen Gesetze des Physischen aufhören, sodass der Ätherleib unmittelbar in der physischen Welt auf dem physischen Plan wirkt, sonst wirkt er hinter dem physischen Plan. (...) Eigentlich müsste man, wenn man der Eurythmie zusieht, die Frage im Herzen tragen: Ja, sind denn das alles Engel?»[107]

Die Welt der Laute

Im Zyklus *Eurythmie als sichtbare Sprache* schildert Rudolf Steiner, wie der Ätherleib des Menschen aus den Lauten gebildet ist.

«Das Innere des Menschen, also insofern sich dieses Innere des Menschen im Ätherleib auslebt, das prägen wir der Luft ein, indem wir sprechen. Wenn wir Laute zusammenstellen, entstehen Worte. Wenn wir das zusammenstellen vom Anfang des Alphabets bis zum Schluss, entsteht ein sehr kompliziertes Wort. Aber dieses Wort enthält alle Wortmöglichkeiten. Dieses Wort enthält aber zur gleichen Zeit den Menschen in seiner ätherischen Wesenheit. Bevor aber ein physischer Mensch auf der Erde war, war der ätherische Mensch da. Denn der ätherische Mensch liegt dem physischen Menschen zugrunde. Was ist denn aber der ätherische Mensch? Der ätherische Mensch ist das Wort, das das ganze Alphabet umfasst.»[108]

«Dieser Ätherleib des Menschen, wenn man ihn aufzeichnen würde, würde etwas ungeheuer Kompliziertes darstellen. Denn dieser Ätherleib des Menschen kann im Grunde genommen als etwas Bleibendes ebenso wenig hingemalt werden wie der Blitz, wenn man den Blitz hinmalt, hat man ja nicht den Blitz gemalt, denn der Blitz ist in Bewegung, der Blitz ist in Strömung. (...) Der Ätherleib ist in fortwährender Beweglichkeit, in fortwährender Regsamkeit.

Diese Bewegungen nun, diese in Bewegung begriffenen Formen, aus denen der Ätherleib des Menschen nicht besteht, sondern fortwährend entsteht und vergeht, haben wir sie irgendwo in der Welt der Menschen, sodass wir an sie herantreten können? Ja, wir haben sie. Dass man sie hat, das wusste eben eine ursprüngliche intuitive Erkenntnis. Man hat sie in dem, was der Mensch überhaupt – bitte, meine lieben Freunde, ich spreche genau, die Dinge müssen genau so gefasst werden, wie ich spreche –, man hat sie, indem man alles dasjenige lautlich formt, was in den Inhalt der Sprache hineinfließt. (...) Alles dasjenige, was wir aussprechen, zeichnet in die Luft hinein eine gewisse Form, die man nur nicht sieht, die man aber durchaus als vorhanden voraussetzen muss, von der man sich sogar denken könnte, dass sie durch wissenschaftliche Mittel ohne die menschliche Zeichnung fixiert würde.

Wenn wir ein Wort aussprechen: Baum, Sonne – immer führen wir eine ganz bestimmte Luftform aus. Wenn wir das aussprechen von A bis Z, würden wir eine sehr komplizierte Luftform bilden. (...) Wenn wir tatsächlich vom A bis zum Z gehen könnten in der Lautformulierung, wenn wir dies so zuwege brächten, dass das A stehenbleiben würde bis zum Z, und das Ganze würde sich in der Luft abbilden, was wäre denn das? Was wäre das für eine Form?

Das wäre die Form des menschlichen ätherischen Leibes. Der menschliche ätherische Leib würde auf diese Weise zustande kommen. Der menschliche Ätherleib stünde vor Ihnen, wenn Sie einmal das ganze Alphabet – man müsste es erst richtigstellen, heute ist es nicht ganz richtig so, wie es gewöhnlich aufgestellt wird, aber es kommt ja auf das Prinzip jetzt an –, wenn Sie einmal lautlich das Alphabet von A angefangen bis zum Z hinstellen würden, der Mensch stünde vor Ihnen.»[109]

Des Weiteren schildert er, wie Gott den Menschen gebildet hat:

«Denken Sie, die Gottheit käme, stellte heraus aus der Urtätigkeit, aus der göttlichen Urtätigkeit hintereinander dasjenige, was Sie eurythmisch für A, B, C – aber eurythmisch jetzt – kennen, so würde, indem das abläuft, wenn sich das im physischen Stoffe formen könnte, der Mensch vor Ihnen stehen. Das ist dasjenige, was der Eurythmie zugrunde liegt, dass wir uns sagen: Der Mensch ist eine fertige Form, wie er vor uns steht. Aber diese fertige Form ist aus Bewegung hervorgegangen. Diese fertige Form ist aus sich bildenden und ablösenden Urformen hervorgegangen. Nicht das Bewegte geht aus dem Ruhenden, das Ruhende geht ursprünglich aus dem Bewegten hervor. Und wir gehen zurück zu den Urbewegungen, indem wir die Eurythmie ausbilden.

Was tut mein Schöpfer in mir als Mensch aus dem Urwesen der Welt heraus? Wenn Sie auf das Antwort geben wollen, so müssen Sie die eurythmischen Formen bilden. Gott eurythmisiert, und indem er eurythmisiert, entsteht als Ergebnis des Eurythmisierens die Menschengestalt.»[110]

Der Anfang des Johannesevangeliums «Im Urbeginne war das Wort …» bekommt dadurch einen besonderen Inhalt.

Der Ätherleib des Menschen ist die Zusammenfassung der Laute, der allgemeinen Bildekräfte. Er ist das Urwort, in dem alle Wortmöglichkeiten veranlagt sind. Zudem trägt er alle Gestaltbildungsmöglichkeiten in sich.

Wenn wir auf die außermenschliche Natur schauen, so ist diese ein Ergebnis der kosmischen Bildekräfte, geronnen zu Form und Substanz. So können wir die Verwandtschaft des

Menschen mit der Natur verstehen. Nicht nur, dass der Mensch aus den gleichen Stoffen wie die äußere Natur aufgebaut ist, sondern dass in ihm auch die gleichen Bildekräfte wirken wie in der Natur.

In der Natur allerdings ist die Wirksamkeit der Bildekräfte zu einem Ende geführt. Die Pflanzen und Lebewesen sind in ihrer Form und Substanz physisch sichtbares Ergebnis der Wirksamkeit der Bildekräfte im Physischen. Im Menschen, jenseits der Darmwand, dagegen ist die Wirksamkeit der Bildekräfte in ihrem Anfang. Hier herrschen noch Bewegung und Prozess vor, bevor über die Gestaltungskräfte der Ich-Organisation die Bildekräfte in die menschliche Form- und Substanzbildung eingebunden werden.

Alles dasjenige, was wir an Lebenserscheinungen draußen in der Natur wahrnehmen, ist das Ergebnis der zu einem Ende geführten Wirkung der Bildekräfte, deren Anfang, Beginn im Menschen, innerhalb seiner Organisation, liegt und deren Anfang auch im äußeren Kosmos ist.

Paracelsus

Das Licht der Natur

Paracelsus hatte dies wahrgenommen und immer wieder in seinen Schriften darauf hingewiesen, ohne allerdings verstanden zu werden. Er sprach vom Licht der Natur. Dieses Licht der Natur bedeutet mehr als das Sonnenlicht, das in der Natur sichtbar scheint. Das Licht der Natur bei Paracelsus hat die Fähigkeit, Unsichtbares sichtbar zu machen. Jedes Geschöpf hat sein Licht, und will es erkannt werden, so muss es eben unter dem Licht der Natur betrachtet werden. Und gerade auch der Arzt hat deshalb die Aufgabe, den kranken Menschen im Licht der Natur zu betrachten. Damit aber meinte er gerade nicht, wie das heute oft verstanden wird, die Erforschung der Natur durch ihre Beobachtung im äußeren sichtbaren, natürlichen Sonnenlicht, vielmehr bezeichnete er damit das höhere kosmische Licht, das unsichtbar den Erscheinungen innewohnt.

Bei Paracelsus hat der Leib des Menschen als Instrument für das Ewige, das Seelisch-Geistige des Menschen, eine zweifache Herkunft.

Erstens wird der Leib aus den Elementen gebildet und als elementischer Leib bezeichnet. Ihm gehört die niedere Menschennatur an, die, bestehend aus Fleisch und Blut, ausgestattet mit Begierden und dem Verlangen nach Essen und Trinken und dem Tierreich nahestehend, charakterisiert wird.

ALTERIVS NON SIT, QVI SVVS ESSE POTEST.
OMNE DONVM PERFECTVM A DEO, IMPERF. A DIABO.
AVREOLVS PHILIPPVS THEOPHRAST
LAVS DEO, PAX VIVIS, REQVIES ÆTERNA SEPVLTIS.

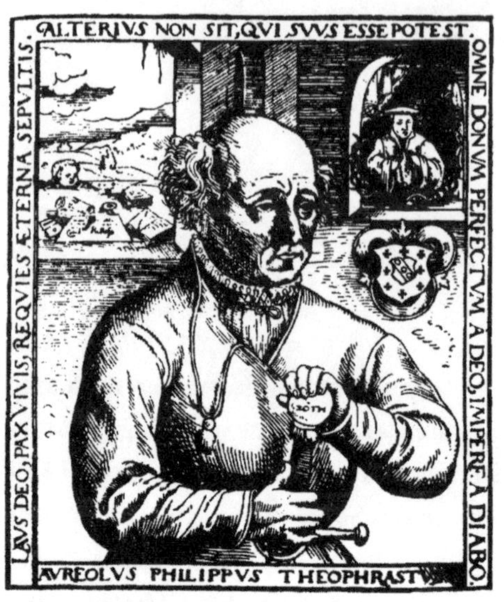

Abb. 30: Theophrastus Bombastus von Hohenheim, genannt Paracelsus (1493–1541).

Zweitens wird der Leib aus den Kräften des Firmamentes, den Gestirnen gebildet. Dieser Teil ist unsichtbar und ist die Grundlage für die höhere vernunftbegabte Menschennatur. Dieser Leib wird siderischer, astraler oder auch himmlischer Leib genannt.

So wie der elementische Leib sich über die Elemente Essen und Trinken ernährt, so ernährt sich der siderische Leib aus den Kräften des Firmamentes. Diese kosmischen Kräfte sind das «Licht der Natur». «Das Firmament also ist das Licht der Natur, und der Mensch empfängt vom Firmament das Licht der Natur.»[111]

Und weiter an anderer Stelle führt Paracelsus aus:

«Weil der Leib das Licht der Natur empfangen muss – so wie der Zunder aus dem Feuerstein Feuer empfängt –, so empfängt ein jeder sein Licht aus dem, woraus er ist. Was an Licht im Menschen ist, kommt vom Gestirn, und was in Fleisch und Blut ist, kommt aus den Elementen. Somit sind zwei Einwirkungen auf den Menschen, die eine ist die des firmamentischen Lichts, das zu natürlicher Weisheit, zu Künsten und Wissenschaften, zu Vernunft begabt. Aus diesem Licht haben sie ihren Ursprung, denn Gott hat das Licht der Natur als Vermittler geschaffen. Und eine andersartige Einwirkung kommt aus den Elementen, wie die sexuelle Begierde, das Verlangen, zu essen und zu trinken, und anderes, was Fleisch und Blut angeht. Was also aus Fleisch und Blut entsteht, soll man nicht dem Gestirn zuschreiben. Denn der Himmel verursacht nicht die sexuelle Begierde, macht niemanden geizig. Und wie das Feuer aus dem Kieselstein fällt, in dem es nicht sichtbar ist, so fällt es aus den Sternen in Fleisch und Blut, die sein Zunder sind – doch nicht für die Bedürfnisse von Fleisch und Blut. Nur das entzündet es im Menschen, was nach Weisheit, Kunst, Wissenschaft etc. verlangt; denn vom Himmel kommen nur Weisheit und Kunst.»[112]

Paracelsus beschreibt mit dem Licht der Natur die kosmische Bildekraft. So wie das äußere Sonnenlicht die Natur abbildet, so bildet das paracelsische «Licht der Natur», die kosmische Bildekraft, die Geschöpfe von innen, sodass sie in Substanz und Gestalt in Erscheinung treten.

Gebildet wurde der Mensch aus dem Limus Terrae, nach dem Bilde Gottes. Der Limus Terrae ist zugleich Staub, Dreck und die große Welt. Er ist die Essenz von allem Geschaffenen.

«Dieser Staub ist Limus Terrae, und der Limus Terrae ist der große Kosmos. Und also ist der Mensch aus Himmel und

> Erden gemacht, d. h. aus den oberen und unteren Erschaffungen. (...) Der Limus Terrae ist ein Auszug aus dem Firmament und allen Elementen. Will man also verstehen, was der Limus Terrae ist: Er ist ein Auszug aus allen Körpern und allen Kreaturen.»[113]

Somit enthält der Mensch die Essenz des ganzen Makrokosmos, der vor dem Menschen durch das Wort geschaffen wurde.

> «Zuerst schuf Gott Himmel und Erde und alle Kreaturen, und dies durch das Wort – eines nach dem anderen, wie es die Heilige Schrift selbst berichtet, was an jedem Schöpfungstag erschaffen worden ist – und den Menschen zuletzt, weil zuerst die Materie nicht da gewesen ist, aus welcher der Mensch gemacht werden sollte. Als diese jedoch da war, ist er daraus gemacht worden, denn er sollte aus dem Limus gemacht werden.»[114]

Im Menschen sind Himmel und Erde zusammengefasst. Der Mikrokosmos entspricht dem Makrokosmos.

> «Das ‹innere Gestirn› des Menschen ist in seiner Eigenschaft, Art und Natur, in seinem Lauf und Stand gleich dem ‹äußeren Gestirn›, verschieden allein in seiner Form und in seinem Stoff. Denn der Natur nach sind sie eines Wesens im Äther und auch im Mikrokosmos, im Menschen. (...) In ihm liegt der ‹junge Himmel›; d. h., alle Planeten sind dem Menschen ein-gebildet und sind Kinder des ‹großen Himmels›, der ihr Vater ist. (...) Bedenket, wie groß und wie edel der Mensch geschaffen ist ... nur als Abbild des Makrokosmos, der ‹Großen Creatur›, ist er zu begreifen. Erst dann wird offenbar, was in ihm ist. Denn so wie außen, so auch innen; was nicht außen ist, das ist auch nicht im Menschen. Das Äußere und das Innere sind ein Ding, eine Konstellation, eine Influenz, eine Konkordanz, eine Dauer ... eine Frucht.»[115]

Bei dieser Darstellung wird man unmittelbar an Goethe, der Paracelsus eine große Bewunderung entgegenbrachte, erinnert, der dies in dem wunderbaren Gedicht «Epirrhema» zum Ausdruck brachte:

Müsset im Naturbetrachten
Immer eins wie alles achten;
Nichts ist drinnen, nichts ist draußen:
Denn was innen, das ist außen.
So ergreifet ohne Säumnis
Heilig öffentlich Geheimnis.

Freuet euch des wahren Scheins,
Euch des ernsten Spieles:
Kein Lebendiges ist ein Eins,
Immer ist's ein Vieles.

Entsprechend forderte Paracelsus, der Arzt müsse, wenn er die Krankheiten verstehen und behandeln will, den Zusammenhang von Himmel, Natur und den Menschen beachten.

Die Natur sei die ausgebreitete Apotheke Gottes, und der Arzt müsse durch der Natur Examen gehen.

Die Natur, ein Buch Gottes, das den Menschen beschreibt

In wunderbar bildhafter Form spricht Paracelsus von dem Zusammenhang der Natur und ihrer Geschöpfe mit dem Menschen:

> «Dann alle Creata seindt Buchstaben und Bücher, des Menschen Herkommen zu beschreiben: Das ist, will man Alte

Historien wissen, so muss man sie nehmen aus den Geschriften, und die Geschrift ist nichts dann ein Zusammensetzung der Buchstaben: Also seindt die Creta Buchstaben in denen gelesen wird, wer der Mensch ist.»[116]

Ein Buchstabe ist letztlich, auch dem Wortnamen nach, ein zu einem Stab geronnener Laut, der uns beim Lesen durch das Buch führt. Für Paracelsus sind alle Geschöpfe der Natur Buchstaben und Wörter. Die Natur ist ein ausgebreitetes Buch des Schöpfers. Und derjenige, der in diesem Buch lesen kann, der die Bedeutung der Buchstaben und Wörter versteht, der erfährt, woher der Mensch kommt und wer er eigentlich ist. Die Natur ist das Buch Gottes, das den Menschen beschreibt.

Für Paracelsus ist deshalb die Natur auch die Apotheke Gottes. Die entsprechenden Substanzen aus ihr bewirken im Organismus den Heilprozess, wenn sie durch Alchemie, wir würden heute sagen durch den pharmazeutischen Prozess, geführt und veredelt wurden.

Die Therapie über den Ätherleib und die Heileurythmie

Dies ist auch die Aufgabe des anthroposophischen Arztes: die Bildekräfte, das übersinnlich Gestaltende in der Natur außen wahrzunehmen und in der Krankheit die dieser zugrunde liegende Bildekräftewirksamkeit zu erkennen und mit dem entsprechenden Heilmittel der außermenschlichen Natur den therapeutischen Prozess einzuleiten.

Das Medikament, die Substanz wird aus dem Gewordenen der Natur genommen und in dem pharmazeutischen Prozess, der die in ihm wirkende Bildekräftewirksamkeit aufruft und aus der Substanzhülle befreit, befähigt, nun im Menschen auf den Bildekräfteleib zu wirken.

Nun haben wir uns bewusst gemacht, dass im Menschen die Bildekräfte durch die Gestaltungskraft des Ich in die menschliche Form- und Substanzbildung eingebunden werden. Dieser Prozess ist die Grundlage der Heileurythmie. In der Eurythmie werden in der Bewegung der Laute die im Leib wirkenden Bildekräfte ausgedrückt und sichtbar. In der Heileurythmie wird durch die wiederholende Übung der Laute auf die im Leib wirkende Bildekraft zurückgewirkt. So kann mithilfe spezieller Heileurythmie-Übungen, die uns von Rudolf Steiner aus der Kenntnis der Bildekräftegesetzmäßigkeit und der Wesensgliederwirksamkeit gegeben wurden, direkt gesundend über den Ätherleib gewirkt werden.

Während das Medikament die Substanzgebundenheit durch den pharmazeutischen Prozess erst überwinden muss, um über den Ätherleib Einfluss auf den Gesundungsprozess ausüben zu können, führt in der Heileurythmie direkt die Ich-Organisation über die Lautbewegungen den Bildekräfteleib in den Heilprozess.

In der Anthroposophischen Medizin werden so in der Therapie mit dem Arzneimittel und der Heileurythmie zwei polare Prinzipien zusammengeführt. Mit dem substanziellen Medikament aus dem Naturzusammenhang greifen wir auf das Gewordene zurück. Diese Medizin ist jahrtausendealt. Es ist der Strom der Vergangenheit. Die Heileurythmie dagegen weist auf eine zukünftige Medizin hin, die das Werden beinhaltet.

Der Strom, der aus der Vergangenheit kommt, ist begründet in dem Entwicklungsgang des Menschen, den Physischen Leib zu ergreifen.

Anthroposophische Medizin als Erweiterung der Medizin

Am Beginn unserer Betrachtungen wurde unter Bezug auf die Leitsätze Rudolf Steiners ausgeführt, wie der Mensch auf der Leiter der Gedankenentfaltung über verschiedene Etappen bis auf den physischen Plan heruntersteigt und die Kulturentwicklung der Menschen und entsprechend auch die Medizin der einzelnen Etappen Ausdruck dieses Prozesses und des jeweiligen Denkens sind.

In einer ersten Stufe erlebte der Mensch seine Gedanken im Ich und stand dabei in direktem Kontakt mit den geistigen Wesen. In der zweiten Etappe erlebte er die Gedanken im astralischen Leib. Der direkte Kontakt mit den geistigen Wesen war nicht mehr gegeben, sondern nur zu deren Offenbarungen. Entsprechend suchten die Menschen in den Erscheinungen der Welt die geistigen Wesenheiten und interpretierten diese als deren Offenbarung. Mit dem Erleben der Gedanken im Astralleib war die Welt einerseits träumerisch, voll von magischen Gestalten und Dämonen, was sich in der damaligen Medizin auch widerspiegelte, andererseits aber erlebte sich der Mensch selbst als Teil der Natur. Er sah sich dieser nicht als gegenüberstehend, sondern fühlte sich seelisch in diese eingebunden.

Auf der dritten Etappe erlebten die Menschen die Gedanken im Ätherleib. Die Distanz zu den geistigen Wesenheiten vergrößerte sich. Man sah die Erscheinungen der Welt nicht mehr als Offenbarung der göttlichen Wesen. Aber diese waren darin noch wirksam. Der Mensch empfand sich den geistigen Wesen nicht mehr so nah und ihrem Willen direkt ausgesetzt. Er erlebte sich diesen und den Erscheinungen der Welt mehr gegenüberstehend, wenngleich die Wirkung des Göttlichen noch überall gesehen wurde.

Während in der zweiten Etappe, zur Zeit der mesopotamisch-ägyptischen Kulturepoche, der Mensch sich seelisch eingebunden in die Natur und den Kosmos fühlte, sich damit als eins erlebte, trat der Mensch nun in der dritten Etappe, der griechischen Kulturzeit ab dem Jahre 800 v. Chr., in ein distanzierteres Verhältnis zur umgebenden Welt, wodurch diese als Objekt betrachtet werden konnte. Dieses ermöglichte nun auch ein neues selbstständiges Denken über die Welt.

Im weiteren Entwicklungsverlauf distanzierte sich der Mensch immer mehr von der Welt, der Natur, dem Kosmos und kam zu sich selbst. In dem Maße, wie nun die Gedanken im Physischen Leib erlebt wurden, wurde auch die Welt nur in ihrer physischen Objektivität wahrgenommen und entsprechend erforscht.

Dies ist nun das Kennzeichen unserer heutigen Zeit. Wir haben nur noch ein Verhältnis zu der «Werkwelt», zu dem physisch Gewordenen, das nurmehr ein Schatten des früher darin wirkenden Geistigen ist.

Die Verbindung zum Geistigen kann nun wiedergefunden werden, indem dem Zeitgeist Michael gefolgt wird, der den Weg zurück weist, der aber nun auf den Bahnen des Willens zu gehen ist.

Der Abstieg auf der Leiter der Gedanken erfolgte von selbst. Er gehörte zur Menschheitsentwicklung allgemein.

Nun aber liegt es in der Freiheit des Menschen, zu entscheiden, ob er Michael folgen will. Dies geschieht nicht mehr notwendigerweise, sondern muss von jedem Menschen individuell für sich selbst entschieden und dann gegangen werden. Ein Ausdruck für diesen Weg ist die Anthroposophie, die, entsprechend dem Willenselement, auch auf den verschiedenen Berufsfeldern den Weg beleuchtet.

Die erste Etappe auf dem Weg zurück zum Geistigen spannt sich von der physischen Welt zu der des Ätherischen. Dabei ist von entscheidender Bedeutung, dass das Physische nicht verlassen wird, sondern es wird mitgenommen. Die Substanz, das Gewordene wird in Lebendiges integriert, es wird verlebendigt, in einen Prozess und damit in neue Zusammenhänge gebracht.

Die Anthroposophische Medizin weist diesen Weg für die Medizin. Die heute in der Werkwelt, am Physischen gefesselte Medizin wird durch die Anthroposophische Medizin befreit und in einen neuen lebendigen Zusammenhang gehoben. So ist die Anthroposophische Medizin eben auch keine ergänzende, keine komplementäre, keine integrative Medizin, sondern wirklich eine Erweiterung, eine Weiterentwicklung der naturwissenschaftlichen Medizin, indem sie diese von innen ergreift und ihre an der Werkwelt gewonnenen Erkenntnisse wieder in einen Zusammenhang mit dem lebendigen Ganzen bringt. Die Anthroposophische Medizin ist die Weiterentwicklung der naturwissenschaftlichen Medizin hin zu einer Medizin der Zukunft, deren Grundlage die Welt des Ätherischen ist.

Wir stehen heute noch am Anfang dieses Weges. Wir bauen aber bereits an der Zukunft. Die Spuren, die wir hinterlassen, werden weitere veranlassen zu folgen.

In der Anthroposophischen Medizin wird durch die Kenntnis der Bildekräftewirksamkeit der Zusammenhang der gewordenen äußeren Welt mit dem Kosmos einerseits und andererseits mit dem Menschen wiedergefunden und bildet die Ratio für die medikamentöse Therapie.

Die Einseitigkeit des Gewordenen, des in Form und Substanz Geronnenen, wird, wenn sie in geeigneter Weise in den Menschen gebracht wurde, dort Kräfte aufrufen, die einer krankhaften Vereinseitigung im Organismus begegnen und heilend wirken können.

Dazu wird das Substanzielle einem pharmazeutischen Prozess unterzogen, durch den es dem Ätherischen nähergebracht wird.

Um die heutige naturwissenschaftliche Medizin zur Anthroposophischen Medizin zu erweitern, muss sie mit der anthroposophischen Menschenkunde durchdrungen werden. Die Medizin steht im Bereich der physischen Welt, der Werkwelt. So bezieht die Anthroposophische Medizin diese Welt mit ein, d. h., sie knüpft an den uralten aus der Vergangenheit kommenden Strom an.

Aber etwas Neues kommt nun schon hinzu, das ganz auf der Grundlage der bewussten Wahrnehmung und dem Erkennen des Ätherischen entwickelt wurde und somit auf Zukünftiges hinweist. Es ist dies die Heileurythmie, die als eine eigenständige neue Therapieform in der Medizingeschichte auftritt und diese prägen wird.

Heileurythmie

Die Zusammengehörigkeit der Ärzte- und Heileurythmievorträge

So ist es auch konsequent, dass Rudolf Steiner den Kurs zur Heileurythmie in Verbindung mit dem zweiten Ärztekurs in der Zeit vom 11. bis 18.4.1921 in Dornach hielt.

Während vormittags die Medizinervorträge stattfanden, die als *Geisteswissenschaftliche Gesichtspunkte zur Therapie* (GA 313) herausgegeben wurden, sprach Rudolf Steiner am Nachmittag über die Heileurythmie zu den gleichen ärztlichen Teilnehmern, ergänzt durch dazu eingeladene Eurythmistinnen.

Diese Vorträge zur Heileurythmie wurden unabhängig von dem Ärztekurs in GA 315 veröffentlicht. Im Jahre 2003 wurden beide Vortragszyklen in chronologischer Folge in einem Sonderband (Tb 755) herausgegeben.

Beide Vortragszyklen gehören zusammen. Sie vermitteln dem Arzt Grundlagen zur Therapie, die sich zum einen auf die Verwandtschaft des Menschen mit der äußeren Welt, dem Stofflichen, dem Gewordenen, und zum anderen auf die unmittelbare Wirkung der Bildekräfte im Menschen, dem Werden, beziehen.

Interessant ist die Komposition der Vortragszyklen. Zuerst folgen zwei Vorträge für die Ärzte, dann wechseln sich die Vorträge zur Heileurythmie und Medizin ab, und ein gemeinsamer Vortrag, gleichsam als Zusammenschluss von Heileurythmie und Medizin, schließt den gemeinsamen Kurs ab.

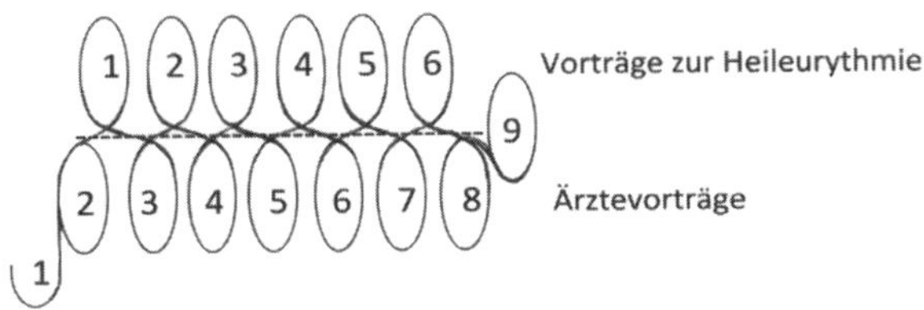

Abb. 31: Die Beziehung der Vorträge des Ärzte- und des Heileurythmiekurses.

Im ersten Vortrag wird die Dreigliederung des menschlichen Organismus unter dem Gesichtspunkt der unterschiedlichen Wirksamkeit der Wesensglieder, ob primär oder abdruckartig, betrachtet und dabei jeweils der Bezug zu den Prozessen der Außenwelt, dem Gewordenen, hergestellt. In diesem Vortrag dominiert der Aspekt des Physischen Leibes.

Die Art des Vortrags mit häufigem Wechsel des Bezugspunktes – vom oberen zum unteren Menschen, primär und abdruckartig tätige Wesensglieder, Innenwelt und Außenwelt, Unterscheidung von Substanz und Prozess sowie dem Aufzeigen der jeweiligen Entsprechungen und Polaritäten – erforderte vom damaligen Zuhörer bzw. dem heutigen Leser eine enorme innere Beweglichkeit. Als Leser fällt es schwer, den bewegten Gedankengängen, die verschiedene Prozesse in der Außenwelt wie auch im Innern des Menschen, in teils polarer, teils zusammenhängender, teils ineinander übergehender Art, darstellen, zu folgen. Oft hat man dabei den Eindruck zu schwimmen und muss sich zur Orientierungssicherung immer wieder neu die Bezugspunkte, gleichsam als Haltepunkte, suchen.

Schon in dieser Art der Darstellung, die in den weiteren Vorträgen fortgesetzt wird, wird die Gesetzmäßigkeit des Ätherischen aufgezeigt. Rudolf Steiner möchte den Zuhörer gedanklich in Bewegung bringen, ihn mitnehmen und an die Welt des Ätherischen heranführen. Damit spricht er, indem in diesem

Vortrag vornehmlich die Welt des Physischen betrachtet wird, die Menschen dort an, wo sie mit ihrer Art des Denkens stehen, nämlich in der Gesetzmäßigkeit des Physischen.

Im zweiten Vortrag wird die ätherische Welt und ihre Differenzierung in die vier Ätherarten wieder im Zusammenklang der äußeren Welt mit dem Inneren, dem Ätherleib des Menschen und dem oberen und unteren Menschen, besprochen.

Nachdem in den ersten zwei Ärztevorträgen durch die Besprechung der physischen und ätherischen Welt der Weg vom Physischen zum Ätherischen bereitet wurde, kann nun der erste Vortrag zur Heileurythmie erfolgen. Dieser beginnt mit der Darstellung der Kehlkopfmetamorphose, die das Tor in die Schöpferwelt der Laute öffnet.

Die Bildekräfte, die aufbauend, formend im Leib tätig sind, dabei das «Urwort» bildend, erklingen nun als Laute der Sprache in der Welt, vom Ich des Menschen schöpferisch gestaltet.

Die Kehlkopfmetamorphose

Rudolf Steiner schildert diese Metamorphose:

> «Stellen Sie sich vor: das Hinterhaupt des Menschen, mit Einschluss der Gehörpartie; und denken Sie sich das, was Sie sich da vorstellen als Hinterhaupt des Menschen mit Einschluss der Gehörpartie, insofern sie in diesem Teil des Menschen lokalisiert ist, mit Ausschluss des Vorderhirns zunächst, und fortgesetzt nach unten so, dass es übergeht in den menschlichen Brustkorb mit seinen Rückenwirbeln, aber mit dem Ansatz der Rippen, die vorne das viel weichere Brustbein haben, das überhaupt unten ganz wegfällt. Also, Sie stellen sich dieses Organsystem vor, das weniger genau abgegrenzt

ist, das ich jetzt angeführt habe: der rückwärtige Teil des Kopfes, einschließlich der Gehörpartie, hinunter erweitert zum Brustkorb.

Und nun denken Sie sich diese Partie etwas ummetamorphosiert; denken Sie sich namentlich sehr klein geworden den Durchmesser der Rippen. Denken Sie sich dasjenige, was sehr weit ist an den Rippen, am Brustkorb, hier zu einer Röhre verwandelt, das Knochige ins Knorpelige umgesetzt. Und denken Sie sich für dasjenige, was ich als Kopfpartie abgesondert habe, denken Sie sich ersetzt dasjenige, was im Kopf wirklich ausgefüllt ist mit einer flüssig-festen Masse. Das denken Sie sich ausgefüllt so, dass die weniger ausgefüllten Partien des Hauptes, dass die dort mehr löcherig gebliebenen Partien des Hauptes, dass diese ausgegossen wären und dann dasjenige wegbliebe, was jetzt ausgefüllt ist mit etwas dickerer Gewebemasse. Dann, wenn Sie sich diese Ummetamorphisierung denken dieses Teiles des menschlichen Organismus, dann bekommen Sie die Kehlkopfmetamorphose: ein umgedrehtes Hinterhaupt mit daran angesetztem Brustkorb. Die Fortsetzung in den Kehlkopf nach oben ist wirklich eine Art Hinterkopf, metamorphosiert. Es ist so, dass die Bildekräfte, die ätherischen Bildekräfte für den Kehlkopf tatsächlich ein Umwenden vollziehen, wenn wir sie vergleichen mit denjenigen, die die Bildekräfte sind für die angezeigte Partie des Hinterhauptes mit dem Brustkorb daran.»[117]

Das Hinterhaupt ist nun aber derjenige Teil, der im ersten Ärztevortrag als primär Physisches bezeichnet wurde. Dasjenige, in dem die Wesensglieder Ätherleib, Astralleib und Ich ihren Abdruck geschaffen haben, das primär physisch ist, das dem Felsigen der äußeren Natur, der Erde entspricht. Dieses wird umgestülpt, sowohl seiner Form als auch der Beschaffenheit nach. Es wird durch einen Nullpunkt geführt. Und dieser Prozess befähigt den Kehlkopf nun, Instrument zu werden für den schöpferischen Umgang des Ich mit den Lauten in der Sprache. Das Gewordene wird zum Werdenden, in dem noch alle Möglichkeiten gegeben sind, aber auf einer höheren Stufe. Der Mensch wird nun selbst schöpferisch tätig, indem er die Laute formt, zu Worten und Sätzen bildet und so zum Träger für Gedanken bereitet.

Während nun über den Kehlkopf im Sprechen die Laute der Luft eingeprägt werden, führt der Kehlkopf nach rückwärts Bewegungen aus.

In der eurythmischen Bewegung werden die Laute sichtbar. Die aus dem Kosmos auf die Erde einstrahlenden Bildekräfte werden zur sichtbaren Erscheinung. Da diese den im inneren Kosmos des Menschen wirksamen Bildekräften entsprechen, führt die Ausübung der Eurythmie dazu, dass sich der Mensch in einen inneren Zusammenhang, einen Einklang mit dem Kosmos bringt.

Die Abkoppelung von den kosmischen Kräften durch die Informationstechnologie

Dies ist umso bedeutender, als wir uns heute in unserem ganzen Lebensstil immer weiter von der Natur und den kosmischen Kräften zurückziehen. Dies betrifft den ganzen Bereich der Ernährung, den wir schon betrachtet haben. Aber es betrifft auch unseren ganzen heutigen Informations- und kommunikativen Lebensstil.

Die Computertechnologie, die Möglichkeit des Datentransfers beruht auf physischen Kräften. Eine unglaubliche Informationsflut wird in der Telekommunikation permanent durch die Netze über den ganzen Globus ergossen. Ein erdumspannendes Netz mit nun von der Erde ausstrahlenden Kräften haben wir gebildet.

Ein Netz ist schon immer ein Hilfsmittel gewesen, um etwas zu fangen. Im Netz geht die Freiheit verloren. Sie besteht nur von einem Knoten zum nächsten. Wir haben ein Netz um die Erde gelegt und merken nicht, dass wir darin gefangen sind. Mit dem Begriff des Vernetztseins verbindet man oft sehr Positives und denkt dabei an vielfältige Verbindungen, aber man vergisst oft das Darin-Gefangensein.

Dasjenige, was wir eigentlich durch innere Entwicklung erreichen sollten, unser Bewusstsein vom Selbstbewusstsein zum Weltbewusstsein zu erweitern, findet auf der physischen Ebene als Karikatur mit dem Internet statt. Scheinbar steht der Mensch dadurch mit allem Geschehen in der Welt in Kontakt. In Wahrheit erlebt er aber in sozialer Hinsicht eine Isolierung.

Wir werden immer mehr in den irdischen Kraftfeldern gebunden und drohen die Verbindung zu den kosmischen Kräften zu verlieren.

Die elektromagnetischen Kräfte gehören, wie von Ernst Marti eindrücklich beschrieben, zu den unterphysischen Kräften und sind den kosmischen Bildekräften entgegengesetzt.[118]

Hinzu kommt, dass die Nutzung der technischen Kommunikations- und Informationsmittel Einfluss auf unser Denken ausübt, das sich an den Bedingungen der Technologie orientiert. Bestimmte Areale im Gehirn werden nachweislich gestärkt, andere geschwächt. Dieses hat natürlich insbesondere für unsere Kinder und ihren Umgang mit dem Internet und der Computertechnologie eine Bedeutung. In eindrucksvoller Weise wird dies u. a. von Nicolas Carr beschrieben.[119]

Unsicherheit besteht darüber, ob die nicht ionisierenden elektromagnetischen Strahlen direkte negative Auswirkungen auf die Gesundheit haben. Widersprüchlich ist diesbezüglich die Studienlage.[120]

Aber wesentlich gravierender und beunruhigender, als eine körperliche Krankheit zu bekommen, ist die Vorstellung, manipuliert zu werden. Dass der Umgang mit einem Medium uns, bis in die Verknüpfung der Nervenzellen im Gehirn nachweisbar, so verändert, dass wir uns den Bedingungen des Mediums anpassen und entsprechend beginnen, in bestimmten Bahnen zu denken, die uns immer mehr mit dem Physischen verbinden, uns an die Materie fesseln, ist gerade im Hinblick auf die Folgen für die weitere Entwicklung des Menschseins viel gravierender als die mögliche Verursachung einer individuellen Krankheit.

Neben der durch Gentechnik veränderten Ernährung haben wir hier einen weiteren Bereich, über den sich Ahriman an den Menschen wendet, um ihn vom Geistigen abzukoppeln und an die materielle Welt zu fesseln.

Im Grunde genommen können wir sehr dankbar sein dafür, dass uns Rudolf Steiner in der Eurythmie und Heileurythmie schon einen gewissen Schutz und Heilmittel gegeben hat im Hinblick auf die Folgen, die durch die Abkoppelung von den kosmischen Kräften und den verstärkten ahrimanischen, materiellen Einflüssen entstehen.

Die weiteren Vorträge und der fünfte Vortrag im Ärztekurs

Unter Beibehaltung der charakterisierten beweglichen Darstellungsart, in der die prozessualen Beziehungen zwischen Innenwelt und Außenwelt, zwischen dem oberen und unteren Menschen geschildert werden, wird nun in den nächsten zwei Ärztevorträgen die Welt des Astralischen im dritten Ärztevortrag und im vierten Vortrag die Tätigkeit der Ich-Organisation besprochen. In den dazwischen gehaltenen Heileurythmievorträgen wird im zweiten Vortrag auf die Welt der Vokale und im dritten Vortrag auf die Welt der Konsonanten eingegangen.

Es würde für unsere Betrachtungen zu den Verdauungs- und Stoffwechselprozessen zu weit führen, jetzt im Ganzen auf das verbindende, gemeinsame und aufeinander Aufbauende der beiden Vortragszyklen näher einzugehen. In der Mitte des gesamten Zyklus stehen aber nun zwei Vorträge, die für unsere Betrachtung des Verdauungssystems von besonderer Bedeutung sind. Es sind dies der fünfte Vortrag im Ärztekurs und vor allem der vierte Vortrag im Heileurythmiekurs, den wir etwas näher betrachten wollen.

Im fünften Ärztevortrag werden die Folgen der zu starken bzw. zu geringen Wirkung des Astralleibes, der auch das Ich mit sich zieht, auf den Ätherleib und Physischen Leib im Verdauungstrakt beschrieben. Dieses wirkt sich einerseits in Verhärtungstendenzen, dem Mumifizieren, zum anderen in Auflösungserscheinungen wie z. B. der Ruhr aus.

Des Weiteren wird die Diphtherie als Beispiel für ein Heraufdrängen der Kräfte des Stoffwechsels während der Zeit des Sprechenlernens in den oberen Menschen geschildert. Diese Prozesse finden sich auch in der Außenwelt wieder und führen so zu den Heilmitteln hin.

Die Verhärtungstendenz wird durch das zu starke Hineinwirken des Astralleibes in die Organe bewirkt. Anfänglich können dabei auch eine leichte Erwärmung der Magengegend und die Fähigkeit, leichter zu verdauen, beobachtet werden. Die Entsprechung für diesen Prozess in der Außenwelt zeigt sich in dem Felsigwerden der Erde. Diese Vorgänge im Innern und Außen entsprechen der Wirkung des Arsens. So kann auch der Prozess des Arsenisierens als ein Astralisieren angesehen werden.

Die Auflösungstendenz wird bewirkt, wenn Astralleib und Ich wenig Neigung haben, sich mit dem Ätherleib und Physischen Leib zu verbinden, und diese dadurch allein gelassen werden. Dann entsteht im Magen-Darm-Trakt zu Beginn die Tendenz zum nervösen Stuhlzwang, was sich weiter über die Diarrhö bis zur Ruhr entwickeln kann.

Eine Entsprechung findet sich wieder in der Außenwelt. Rudolf Steiner beschreibt dies als einen Prozess, in dem die äußere Astralität unter Umgehung der Pflanzenwelt und der Erdoberfläche direkt Einfluss auf das Wasser ausübt. Dann bekommt in solchen Gebieten die Erde die Ruhr.

Auch die Diphtherie hat ihre äußere Entsprechung. Es ist dies die Pilzbildung auf der Erde, die entsteht, wenn die Astralität unter Umgehung der Pflanzenwelt direkt auf die Oberfläche der Erde wirkt.

Im letzten Drittel des Vortrags wird schließlich auf die Tätigkeit der Ich-Organisation hingewiesen, die, ausgleichend, das Gleichgewicht suchend, mit dem Phosphor in Beziehung steht.

So wird in diesem fünften Vortrag auf das unbotmäßige Zusammenwirken von Astralleib und Ätherleib im Verdauungs- und Stoffwechselsystem hingewiesen und werden die Entsprechungen in der Außenwelt aufgezeigt, die uns zu einer Heilsubstanz, in den genannten Beispielen Magnesium, Arsen und Zinnober, führen können.

So wird gezeigt, wie eben eine Verwandtschaft der Prozesse in der Außenwelt mit der Tätigkeit der Wesensglieder Astralleib und Ich-Organisation im Bezug zum Ätherleib im Innern des Menschen besteht.

> «Sie sehen aus demjenigen, was ich Ihnen da vorgebracht habe, dass im Wesentlichen der Menschenwesensprozess eigentlich ein Arbeiten des Ich und des astralischen Leibes mit den Kräften der Außenwelt ist, innerhalb des Raumes, den die menschliche Haut umschließt. Es ist ein solches Hineinarbeiten, und man muss richtig ins Auge fassen können, wie dieses Hineinarbeiten reguliert werden kann, wie man gewissermaßen zu einer Art Beherrschung dieses Hineinarbeitens kommen kann.»[121]

Der vierte Vortrag des Heileurythmiekurses

Im vierten Vortrag des Heileurythmiekurses wird nun ebenfalls auf die Prozesse im Magen-Darm-Trakt eingegangen, die nun aber über den Ätherleib beeinflusst werden können, wenn dieser, von Ich und Astralleib geführt, wiederholend Lautgebärden gestaltet, die von Beinstellungen und Bewegungen begleitet werden.

In bestimmter Reihenfolge werden die sogenannten Stoffwechsellaute und ihre Wirkungen auf die Funktionen des Magen-Darm-Traktes und den Verdauungsprozess eingeführt. Dabei werden keine Krankheiten oder Krankheitsverursachungen beschrieben, die eurythmisch zu behandeln sind, sondern die zu übenden Laute wirken stärkend, anregend oder regulierend auf die Verdauungsprozesse. D. h., sie wirken direkt auf die gesunden, normalen Prozesse.

Da der Ätherleib, dessen Organsystem das Gefäß-Lungen-Herz-System ist, sein Wirkungsfeld jenseits der Darmwand entfaltet, wirken alle angegebenen Laute auch primär jenseits der Darmwand.

> «Nun hängen ja alle diese Bewegungen, die das Konsonantieren betreffen, zusammen mit all demjenigen in der Verdauung, das jenseits der Magen-Darm-Tätigkeit liegt; also wenn wir ins Auge fassen – nicht wahr, den eigentlichen Darmraum, den die Speisen durchmachen, von dem sehen wir jetzt ab –, aber dasjenige (ins Auge fassen), was Außenwand des Darmes ist und wo sich wieder der Speisebrei durchschiebt durch die Darmzotten und so weiter und dann übergeht in Lymphe und Blut, also in jenseits der eigentlichen ersten Verdauungstätigkeit Liegendes.»[122]

Bevor wir die Übungen näher betrachten, vergegenwärtigen wir uns nochmals die Wesensglieder-Wirksamkeit im Verdauungssystem.

Die Wesensglieder im Verdauungstrakt

Der Ätherleib ist zwischen dem Physischen Leib, dem Magen-Darm-Trakt und dem Astralleib mit seinem Organsystem, der Niere, eingespannt. Er ergreift den Physischen Leib und trägt diesen in seine Gesetzmäßigkeit. Je intensiver der Physische Leib ergriffen wird, desto deutlicher nimmt er die Gesetzmäßigkeit des Ätherischen an. Vom Mund über den Magen zum Dünndarm sehen wir, wie der Physische Leib immer mehr vom

Ätherleib ergriffen wird und die Gesetzmäßigkeit des Ätherischen annimmt, um dann im Colon, zunehmend zum Rektum hin, davon wieder entlassen zu werden und der physischen Gesetzmäßigkeit zu unterliegen.

Das Organsystem des Astralleibes im Organismus ist das Nierensystem. Über das Nierensystem wird die belebte Substanz zur empfindenden Substanz geführt. Der Astralleib übergreift den Ätherleib und Physischen Leib, indem er im Bereich des Dünndarmes in den Ätherleib eintaucht und diesen impulsiert. Im Magen, der eine besondere Affinität zum Astralleib hat, ist er noch nicht mit dem Ätherleib verbunden und ist abbauend an der Nahrungswelt tätig. Im Colon lösen sich Astralleib und Ätherleib wieder, wodurch nun die Ausscheidung der physischen Stoffe bewirkt wird.

Die Ich-Organisation, deren Organsystem das Leber-Gallen-System ist, übergreift Astralleib, Ätherleib und Physischen Leib. Im Mund noch unbeeinflusst durch Astralleib und Ätherleib, taucht sie im Magen zunächst unter die Wirksamkeit des Astralleibes und im Dünndarm zusammen mit dem Astralleib unter die Wirksamkeit des Ätherleibes, diese gleichsam von innen gestaltend. Im Colon findet wieder das Lösen statt, wobei im Rektum schließlich die Ich-Organisation wieder unbeeinflusst die Ausscheidung gestaltet (siehe Abb. 32).

Die Ich-Organisation umfasst den gesamten Verdauungsprozess. Dieser beginnt im Mund mit dem Schmecken der aus der Außenwelt kommenden Nahrung und endet im Innern mit dem Leber-Galle-Prozess, der die Substanz zur geisttragenden Substanz emporhebt und schließlich in der Ausscheidung wieder in die Außenwelt.

Zugleich wird die Nahrung auf dem Weg durch den Ver-

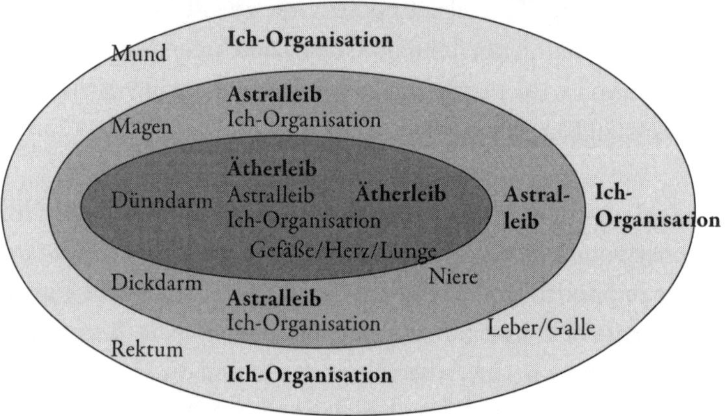

Abb. 32: Die Wirkungsbereiche der Wesensglieder im Magen-Darm-Trakt.

daungstrakt äußerlich zerstört, analysiert und innerlich in ihrer kosmischen Bildekräftegesetzmäßigkeit wahrgenommen und befähigt, mit dem Durchgang durch die Darmwand belebte Substanz zu werden.

Im Bereich des Magen-Darm-Traktes ist die Wirksamkeit des Ätherleibes dominierend im Dünndarm. Der Ätherleib ist natürlich auch in den anderen Organen wie Magen, Dickdarm und Nieren wirksam, insofern diese ja in das Leben einbezogen sind, nur wird da die Ätherleibtätigkeit übertönt durch den Astralleib.

Die heileurythmischen Übungen, die nun über den Ätherleib auf den Magen-Darm-Trakt wirken, werden so ihre Wirkung zwischen dem Magen, dem Colon und dem Nierensystem entfalten.

Die Lautfolge im vierten Vortrag des Heileurythmiekurses

Die angegebene Lautfolge im vierten Vortrag ist:

B/P; D/T; G/K; S; F; R; L; H; M; N; SCH

Interessant ist nun, dass diese Darstellung mit dem B, das auf die Nierenfunktion wirkt, beginnt und mit dem SCH, das auf die Säurebildung im Magen zurückwirkt, endet.

Bei einer normalen Betrachtung des Verdauungsvorganges, die sich an den physischen Vorgängen orientiert, würde man erwarten, dass mit dem Magen begonnen wird und nach dem Durchgang der Verdauungsvorgänge mit Übergang in das Blut, als nun belebte Substanz, bei der Nierenfunktion, die in die nächste Stufe der beseelten Substanz führt, geendet wird.

Da Rudolf Steiner aber nicht von den physischen Vorgängen ausgeht, sondern vom Ätherleib, dessen Wirkung dem Physischen entgegengesetzt ist, erscheint es nur konsequent, bei der Darstellung vom anderen Pol her, nämlich der Nierenfunktion, zu beginnen.

Das erste Lautpaar B/P ist angezeigt, um die Nierentätigkeit zu regulieren. Es wirkt zurück auf die innere Verdauungstätigkeit, also auf den Übergang der belebten Substanz in die empfindende Substanz, die Aufnahme in die astralische Organisation.

Auch die Begriffe, die für das Wirkprinzip der einzelnen Lautübungen gewählt werden, sind bezeichnend für den Ätherleib. Benützt werden:

«regulierend»:	B/P; S; R; L; H; M
«stärkend»:	D/T; N
«anregend»:	G/K; F
«wirkt auf»:	SCH

Es geht also nicht wie bei der Sichtweise, die sich an den physischen Vorgängen orientiert, darum, von außen einzugreifen und etwas zu ersetzen, Vorgänge zu blockieren oder durch Substitution zu forcieren, sondern die Lebensvorgänge werden von innen her ergriffen, wodurch sie reguliert, gestärkt und angeregt werden.

Regulierung der Nierentätigkeit bedeutet, die gesunde Mitte zu erhalten. Sowohl bei der zu geringen wie auch bei der zu starken Nierentätigkeit ist entsprechend die regulierende Kraft wirksam. Auch die Begriffe «stärkend», «anregend» und «wirkt» weisen darauf hin, dass hier die Kräfteebene gemeint ist.

Verschiedene Gesichtspunkte können uns im Studium dieser Stoffwechsellaute leiten, die zu äußerst interessanten Erkenntnissen führen. Zum Beispiel das Studium der Lautgebärde sowie der Ort der Wirkung, wie von Kirchner-Bockholt dargestellt[123] oder der Zusammenhang der Stoffwechsellaute und ihrer Wirkung mit den Stoß-, Blase- und Mittellauten (Zitter- und Wellenlaute) und den Gaumen-, Zahn- und Lippenlauten. Dies hat von Laue herausgearbeitet.[124]

In unserer Betrachtung wollen wir uns auf die im Heileurythmiekurs angegebenen Wirkungen beschränken und versuchen, ein Verständnis dafür unter dem Gesichtspunkt der Wesensgliedertätigkeit zu gewinnen. In der Lautgestaltung unter der Führung des Ich wird ja neben der entsprechenden Bewegungsgestaltung des Ätherleibes auch die Verbindung des

Astralleibes mit dem Ätherleib, die dann auf den physischen Organismus, den Magen-Darm-Trakt, zurückwirkt, in besonderer Weise beeinflusst.

Die Laute B/P

Wie schon erwähnt, beginnt die Darstellung der Stoffwechsellaute mit dem Lautpaar B und P unter Hinweis auf ihre Fähigkeit, die Nierentätigkeit zu regulieren.

Hat man es mit einer zu geringen Tätigkeit des Astralleibes in seinem Organsystem, der Niere, zu tun, wird die Substanz zu wenig beseelt, zu unsensibel. Die von der Nierenregion radial ausstrahlende Substanzkraft ist gegenüber der vom oberen Menschen wirkenden Gestaltungskraft zu gering.[125] Die Folge ist die Neigung des Stoffwechsels zur Schwere und zu Ablagerungen, wie Hämorrhoiden, aber auch Gicht oder rheumatische Erkrankungen.

> «Nehmen wir an … die Nierentätigkeit strahlt zu wenig, nicht genügend, sodass tatsächlich der astralische Organismus des Menschen nicht geeignet ist, dasjenige zu liefern, was er der gestaltenden Kraft, in sie einschlagend, liefern soll. Die gestaltende Kraft kann sich nicht hineinarbeiten bis zum astralischen Organismus. Der kommt nicht genügend an die Peripherie, sodass kein reger Kontakt eintritt zwischen der gestaltenden Kraft und zwischen der Kraft des Nahrungsmittels, des Stoffumlaufes, der Stoffverteilung. Der Stoff wird verteilt, ohne von der gestaltenden Kraft in Anspruch genommen zu werden. Es ist eine zu geringe plastische Kraft vorhanden, der Stoff wird seinem eigenen Leben überlassen, der astralische Leib bleibt zu flüchtig, er arbeitet nicht ordentlich in der

Verarbeitung des Stoffes. Sehen Sie, solch eine Sache können wir durchaus auch als einen Symptomenkomplex betrachten. Wie wird er ausschauen, dieser Symptomenkomplex? Nun ja, vor allen Dingen dasjenige, was in den Blutbahnen läuft, das wird nicht in der richtigen Weise aufgenommen von der zu schwach wirkenden astralischen Organisation. Es fällt gewissermaßen herunter. Die Hämorrhoiden sind da. Die zu starke Periode ist da. Der Kontakt fehlt, und der Stoffwechsel verfällt in sich selber. Namentlich treten dann, wenn diese Lage des Organismus vorhanden ist, sehr leicht so eine Art okkulter Fieberzustände ein, sogar Wechselfieberzustände.»[126]

Ist eine zu starke Tätigkeit des Astralleibes über die Nierenorganisation vorhanden, so wird die Substanz zu stark ergriffen, sie wird zu sensibel, wie es bei den Unverträglichkeiten und Allergien beobachtet werden kann. Die Nierenstrahlung wird zu stark, was sich im oberen Menschen auch in Kopfschmerzen und migräneartigen Zuständen äußern kann.

In diesen Situationen, in denen die Nierentätigkeit unbotmäßig ist, kommt es entsprechend zu einer Störung des Zusammenwirkens von Ätherleib und Astralleib. Über die Laute B und P kann über den Ätherleib, der dabei hüllenartig den Astralleib aufnimmt, nun dieses Verhältnis wieder gerichtet werden, indem eine Regulierung der Nierentätigkeit zur Mitte hin erfolgt.

Die Lautbewegungen D/T und G/K

Als zweites Lautpaar werden D und T angegeben. Diese wirken stärkend auf die Darmtätigkeit, insbesondere bei dem Vorliegen von Obstipation. Ebenfalls bei der Neigung zur Verstopfung wirkt das dritte angegebene Lautpaar G und K. Dabei wird gleich zur Unterscheidung der Wirksamkeit der Lautpaare darauf hingewiesen, dass die D- und T-Bewegung mehr die Verarbeitung der Speisen unterstützt, während die G- und K-Bewegung anregend auf die Fortbewegung des Darmes, also wenn der Darm selber stockt, eingesetzt wird.

Der Hinweis auf die Verarbeitung der Speisen weist auf die Drüsentätigkeit im Darmtrakt hin, während die Fortbewegung die Muskulatur anspricht. Die Tätigkeit der Drüse, die Absonderung ihrer Sekrete, wird dadurch bewirkt, dass das Drüsenorgan vom Ätherleib ergriffen wird, diesen aber nicht leidet und sich ihm entzieht, indem Materielles, das Sekret abgesondert wird.

Bei der Bewegung wird der Muskel vom Ätherleib ergriffen. Dieser entzieht sich ihm nicht, sondern fügt sich in die Gesetzmäßigkeit des Ätherleibes ein.

> «Die Drüsen verbinden sich nicht so wie etwa die Muskeln – die dann vorzugsweise dem Gliedmaßenorganismus angehören – mit dem ätherischen Leben, sondern indem das Ätherleben die Drüsen ergreift, sondert die Drüse Materie ab. Es ist also ein nicht vollständiges Zusammenschmelzen des ätherischen Lebens mit dem materiellen Leben. Es ist der Übergang. Es ist ein Ergreifen der Materie, aber zugleich ein Sich-Wehren der Materie, ein Absondern der Materie. Wenn Sie den Muskel studieren, den Knochen studieren, was zum Gliedmaßensystem gehört (...) Da wird die Materie unmittelbar ergriffen von dem Ätherleib des Menschen. (...) Indem der Ätherleib die Drüsen ergreift, verbindet er sich zwar mit den Drüsen, aber die leiden ihn nicht; der Muskel leidet ihn. Der Muskel nimmt den Ätherleib auf. Die Drüse leidet ihn

nicht; sie sondert sogleich Materie ab, treibt den Äther gleich wieder heraus. Das ist seelisch das Gefühlsleben.»[127]

Über die Laute D/T wird der Ätherleib verstärkt auf die Drüsenorgane des Verdauungstraktes im Dünndarm gerichtet, was zu einer Stärkung der Darmtätigkeit, d. h. der Verdauungsarbeit an der Nahrungssubstanz führt. Die Stärkung der Darmtätigkeit führt zu einer intensiveren Auseinandersetzung mit der Nahrung und erleichtert deren stoffliche Überwindung und Befähigung, belebte Substanz zu werden. Dadurch wiederum wird aber auch der Gegenprozess zum Übergang in die belebte Substanz, die Ausscheidung, angeregt und damit der Verstopfung entgegengewirkt.

Anders ist es nun bei den Lautbewegungen G/K. Diese werden bei Obstipation eingesetzt, um die Fortbewegung anzuregen, wenn der Darm stockt. Unter der Stockung der Darmbewegung ist wohl vornehmlich ein Anhalten oder Festhalten der Bewegung vorzustellen, die vom Astralleib bewirkt wird. Es ist das Symptom der spastischen Obstipation, während die Anregung des inneren Mechanisierens des Darmes mehr auf die atonische, schlaffe Obstipation hinweist. Der Ort des Geschehens ist der Dickdarm, der, wie beschrieben, mit seiner kräftig ausgebildeten Muskulatur Gliedmaßencharakter hat.

Einmal kann ein zu stark wirkender Astralleib nicht loslassen und hält den Ätherleib und mit ihm den Muskel fest. Im anderen Fall wirkt der Astralleib zu wenig impulsierend auf den Ätherleib. Mit den Lauten G/K wird entsprechend das Verhältnis des Astralleibes zum Ätherleib im Hinblick auf die Ausscheidung, das Lösen vom Physischen, korrigiert.

Die Lautbewegung S wird angegeben zur Regulierung der Gasentwicklung im Darm, wenn diese zu stark oder zu gering ist.

Wie ausgeführt, finden wir in einer Röntgendarstellung des Abdomens Luftansammlungen im Magen und im Dickdarm, während im Dünndarm keine Luft sichtbar ist. Beim Übergang des Mageninhaltes in den Dünndarm taucht die Magenluft in die bewegte Flüssigkeit des Dünndarms ein, wodurch der dort nachweisbare Schaum entsteht. Dies ist Ausdruck dafür, dass der Astralleib sich mit dem Ätherleib verbindet. Die Luftentstehung im Dickdarm wiederum ist Ausdruck des Sich-Lösens des Astralleibes aus der Verbindung mit dem Ätherleib.

Eine zu starke Gasbildung zeigt eine entsprechend zu intensive Astralität, die zur Nerven-Sinnes-Tätigkeit hin tendiert, im Dickdarm an. Hierbei kommt es dann naturgemäß auch häufig zu spastischen Zuständen, da der Astralleib wie von außen den Ätherleib erfasst und die Bewegung zum Krampf festhält. Bewusstsein am falschen Ort und Schmerz sind die Folge. Eine zu geringe Gasbildung zeigt dagegen eine zu geringe astralische Tätigkeit an.

Nun hängt das Sich-Lösen des Astralleibes vom Ätherleib auch immer mit dem Prozess des sich zuvor Verbindens zusammen, wie auch die Ausatmung im Zusammenhang mit der Einatmung steht. So verwundert es auch nicht, dass die Symptomatik des Reizdarmsyndroms häufig mit der des Reizmagens gekoppelt ist.

Die Gasentwicklung ist somit ein Ausdruck für das Zusammenwirken des Astralleibes mit dem Ätherleib. Rudolf Steiner beschreibt auch die organgebundene Tätigkeit des Astralleibes als gasige Organisation.[128] Das S reguliert nun diese gasige Organisation in ihrer Beziehung zum Ätherleib im Verdauungsprozess.

Die Lautbewegung F

Mit dem Laut F wird überraschend darauf hingewiesen, dass es sich dabei um etwas Psychisches handele. Die Wirkung zielt aber auf die Anregung der Harnentleerung. Mit dem Hinweis auf das Psychische wird angedeutet, dass sich nun der Blick nicht auf die organgebundene Astralität richtet, sondern auf die der Seele zugewandte freie Tätigkeit des Astralleibes.

Das Sich-Lösen der Wesensglieder aus der organgebundenen Wirksamkeit ist nun auf der anderen Seite mit einem Ausscheidungsvorgang verbunden. So ist der eigentliche Harnentleerungsprozess als sekundäre Tätigkeit des Nierensystems aufzufassen, der eine Folge des Sich-Befreiens des Astralleibes aus der organgebundenen Tätigkeit ist.

Der Prozess des Sich-Lösens ist aber wieder im Zusammenhang und abhängig von der Art und Intensität der organgebundenen Tätigkeit. Ist diese nicht in Ordnung, so sind dann eben auch abnorme Erscheinungen im Seelischen die Folge, was sich wiederum organisch in Störungen der Absonderungsprozesse zeigt.

> «Es handelt sich immer mehr darum, dass man gerade beim sogenannten Geisteskranken die Deformation der Organe sucht, irgendein nicht richtig funktionierendes Organ, und dass man wiederum frägt: Warum funktioniert es nicht richtig? Weil jene Kräfte schadhaft geworden sind, die eigentlich die stabilen der Eiweißbildung sind, nicht die variablen, sondern die stabilen. (...) Dagegen wird es außerordentlich

wichtig sein, die Erkenntnis der Geisteskrankheiten in den Abscheidungen zu suchen. Da wird man schon durchaus wichtige Anhaltspunkte immer finden. Und nachforschen, wie die Abscheidungen bei einem Geisteskranken beschaffen sind, das ist außerordentlich wichtig, denn ich habe im vorigen Jahr gesagt, dass für gewisse Formen von Geisteskrankheiten eine Sucht vorliegt, Imaginationen, Inspirationen zu bilden. Das ist eben dasjenige, was Freiwerden des Geistigen im Innern bedeutet.»[129]

Im zusammenfassenden letzten Vortrag des zweiten Ärzte- und des Heileurythmiekurses schildert Rudolf Steiner nach der Darstellung, wie die seelisch-geistige Entwicklung über Imagination, Inspiration und Intuition, im Zusammenhang mit den leibbildenden Kräften, den Bildekräften, Absonderungsprozessen und Befestigungsprozessen, steht, ein hierzu aufschlussreiches Beispiel.

«Und hier ist auch der Ort, wo man gerade den Arzt darauf hinweisen kann, dass es ja auch Menschen gibt, die gewisse Krankheitsformen haben. Gestern wurden sie mir erst wiederum, ich möchte sagen, entgegengetragen, diese Krankheitsformen, indem mir jedenfalls von einer gewissen Seite her außerordentlich bewunderte Zeichnungen gebracht wurden, bemalte Zeichnungen, von denen gefragt worden ist, ob sie nun ganz besonders okkultistisch sind. Sie sind natürlich okkultistisch in einer gewissen Weise, aber es ist außerordentlich schwer, zu den Leuten über diese Dinge zu reden, denn solche Dinge, die sind objektiv fixiertes Nierenleuchten, sie sind objektiv fixierter Ausharnungsprozess. Bei diesem Ausharnungsprozess, wenn er in abnormer Weise bei gewissen krankhaft angelegten Menschen zum Leuchteprozess wird, wenn also eine gewisse Stockung der Harnabsonderung eintritt – also eine reine Stoffwechselkrankheit – beginnen dann die Nieren zu leuchten, und wenn dieses besondere, nach innen gewendete Hellsehen eintritt, dann fangen die Leute an, wild zu zeichnen. Das wird immer schön, äußerlich im formalen Sinne immer schön. Die aufgetragenen Farben werden immer schön. Natürlich sind die Leute nicht zufrieden, wenn man ihnen sagt: Ja, da hast du etwas sehr Schönes gemalt, das ist nämlich deine abgestaute Harnabsonderung.»[130]

In der heileurythmischen Praxis wird das F oft angewandt bei Bettnässen oder Entleerungsstörungen, die im Sinne der psychosomatischen Kausalität in einem Zusammenhang mit dem Psychischen stehen.

Der jetzt beschriebene Aspekt fügt zu diesem nun auch die somatisch-psychische Kausalität hinzu. Hierbei würde die Übung des F stabilisierend auf das Zusammenwirken des Astral- und Ätherleibes im Stoffwechselbereich wirken und einem abnormen Sich-Lösen des Astralleibes aus der organgebundenen Tätigkeit entgegenwirken.

In einem Aufsatz, «Der Laut F und die Eiweißstabilität der ‹Atmenden Organe›», hat Herr Martin-Ingbert Heigl diesen Aspekt mit dem Hinweis auf den sechsten Vortrag des zweiten Medizinerkurses, der im Anschluss an den vierten Heileurythmievortrag gehalten wurde, aufgegriffen.[131]

Die Lautbewegung R

Das R wird angegeben für Störungen im Rhythmus der Entleerungen. Das R regelt den Entleerungsrhythmus. Zum Ende des Vortrags wird nochmals auf das R verwiesen. Steiner beschreibt da die sichtbare Darmbewegung, die von vorne nach rückwärts zieht, und dazu die ätherische Bewegung, die entsprechend entgegengesetzt von rückwärts nach vorne schreitet. «Diese letztere Bewegung, die ist in den meisten Fällen, wenn die Darmtätigkeit nicht in Ordnung ist, ist in den meisten Fällen eben auch in krassester Unordnung. Und diese Tätigkeit, die der physischen Bewegung entgegengesetzt ist, die wird insbesondere angeregt, sagen wir zum Beispiel bei der R-Bewegung.»[132]

Auch bei diesem Laut ist die Wirkung eine regulierende. Astralleib und Ätherleib werden in das richtige Verhältnis gebracht. Wie erwähnt, wird im vorherigen Vortrag, dem fünften Ärztevortrag, vom nervösen Stuhlzwang gesprochen, der entsteht, wenn der Astralleib wenig Neigung hat, sich mit dem Ätherleib zu verbinden, und diesen mehr von außen, eben nerven-sinnes-artig ergreift. Das Charakteristische des nervösen Stuhlzwanges ist das Fehlen eines jeglichen Rhythmus. Oft erfolgen gerade morgens mehrere Stuhlentleerungen hintereinander, was als fraktionierte Stuhlentleerung bezeichnet wird.

Aber auch ein Hereinwirken des Astralleibes in den Ätherleib in einer Folge wechselnder, unterschiedlicher Intensität wird sich in einer Störung des Entleerungsrhythmus ausdrücken.

Über den Ätherleib wird durch den Laut «R» der Astralleib befähigt in der richtigen Weise in den Ätherleib hineinzuwirken und sich wieder zu lösen. Dies ist dann beobachtbar an der Regulierung der beschriebenen, der Darmbewegung entgegengesetzten Bewegung des Ätherleibes.

Die Lautbewegung L

Mit dem Laut L wird in besonderer Weise regulierend auf die Darmperistaltik, auf die Darmbewegung selber gewirkt. Und weiter wird auch auf das sich an das Stoffwechselsystem Anschließende, die Zirkulation und Atmungsbewegung, regulierend gewirkt.

Wir haben in unseren Betrachtungen gesehen, wie in zunehmendem Maße vom Mund bis zum Dünndarm und dem dann stattfindenden Übergang in das Blut die Welt des Ätherischen immer deutlicher und die Wirksamkeit des Ätherleibes präsenter wird. Der Ätherleib ist bewegt, und die rhythmische ständige Bewegung im Dünndarm ist Ausdruck des hier tätigen Ätherleibes. So verwundert es auch nicht, dass der Dünndarm, insbesondere wenn man von seinem Anfangsteil im Zwölffingerdarm und dem Endteil, dem terminalen Ileum, die eben die Übergänge darstellen, absieht, zu den gesündesten Bereichen des Organismus zählt.

Eine Störung dieser ständigen Darmbewegung weist auf eine entsprechende Schwächung des Ätherleibes hin und ist, insbesondere beim Stocken der Bewegung, wie es beispielsweise beim Ileus zu beobachten ist, eine ernsthafte Erkrankungssituation.

Der Laut L kann so als ein Basislaut für den ganzen Verdauungsprozess angesehen werden, indem er die dortige Tätigkeit des Ätherleibes stärkt und somit die Bedingungen fördert, die einen gesunden Verdauungsprozess mit Befähigung der Nahrungssubstanz, belebte Substanz zu werden, ermöglicht. Dieses wiederum wirkt sich dann auch regulierend auf die Zirkulation und Atmung aus.

Die Lautbewegung H

Der Laut H wird als besonders wirksam in der Regulierung der Bewegung im Bereich des Magen-Darm-Überganges beschrieben.

> «Also daher, wenn man bemerkt, dass irgendjemand die Speisen nicht herausbekommt aus dem Magen in den Darm hinein, so ist es vom großen Vorteil, diese Bewegung machen zu lassen; aber wie gesagt, in Ruhe und mit einem Stillstehen nach jedem einzelnen Hüpfen.»[133]

Das Nicht-Herausbekommen der Nahrung aus dem Magen in den Zwölffingerdarm kann verschiedene Ursachen haben. Zum einen kann es sein, dass der Astralleib insgesamt wenig Neigung hat, sich im Verdauungsprozess zu engagieren und mit dem Ätherleib zu verbinden. Die Folge ist Appetitlosigkeit und unangenehmes Völlegefühl sowie vermehrtes Luftaufstoßen. Zum anderen kann aber auch eine zu starke Tätigkeit des Astralleibes vorliegen, die nach dem Nerven-Sinnes-System hin tendiert und keine Neigung hat, sich mit dem Ätherleib zu verbinden. Dies wird zu Schmerzen im Oberbauch und Verkrampfungen im Magenbereich führen.

Über die H-Bewegung wird nun der Astralleib geneigt gemacht, sich im Verdauungsprozess zu engagieren und mit dem Ätherleib zu verbinden.

Die Lautbewegung M

Für den Laut M wird angegeben:

> «Das ist nun in der Tat eine Bewegung, die wichtig ist zu studieren, denn das M in dieser Form in der Bewegung aus-

geführt, das ist etwas, was regulierend wirkt im Grunde genommen auf den ganzen Stoffwechselorganismus, auf den Gliedmaßenorganismus, und (etwas), was außerordentlich wichtig ist, namentlich auch üben zu lassen im Entwicklungsalter der Kinder. Es ist eine Übung, dieses mit dem M: Wenn es gerade in der Zeit der Geschlechtsreife geübt wird, dann wird es außerordentlich regulierend wirken auch nach dem, ich möchte sagen Vordringlichen des Sexuallebens. (...) tatsächlich [wird] der ganze Mensch von seinem Stoffwechsel-Gliedmaßen-Organismus aus reguliert durch diesen Laut gerade.»[134]

Wieder wird der Begriff Regulierung verwendet. Die M-Bewegung ist also angezeigt sowohl bei dominierendem als auch zu schwachem Stoffwechselgeschehen. Mit anderen Worten, sie bewirkt, dass der Organismus im Stoffwechsel-Gliedmaßen-System seine richtige Mitte, das Gleichgewicht findet.

Das Zusammenwirken der Wesensglieder Ätherleib, Astralleib und Ich-Organisation, die im Stoffwechselsystem innig verbunden sind, wird geordnet und bezüglich Ort und auch Zeit in das jeweils richtige Maß geführt. Dadurch wird auch auf die Zirkulation und Atmung bis hin zum Nerven-Sinnes-System zurückgewirkt.

Somit kann der Laut M auch als ein Basislaut für die Stoffwechselprozesse im Magen-Darm-Trakt gesehen werden, der in seiner allgemeinen ausgleichenden Wirkung anderen spezifischer wirkenden Lauten bei entsprechenden Krankheitssymptomen angefügt werden kann. Und dieses auch in Zeiten der körperlichen Entwicklung, wie der Zeit der Geschlechtsreife, wenn ein physiologisches Dominieren des Stoffwechselsystems mit Vordringen des Sexuallebens auftritt.

Die Lautbewegung N

Die Lautbewegung N wird eingeführt mit:

> «Das ist eine Bewegung, die außerordentlich stärkend auf die Darmtätigkeit wirkt in der Richtung, dass man sie anwenden soll bei Neigungen zur Diarrhoe.»[135]

Hierbei wird nun eine Stärkung der Darmfunktion angesprochen, die dann wirksam wird, wenn die Neigung zur Diarrhoe vorhanden ist. Mit dem Ausdruck Neigung zur Diarrhoe wird nicht ein aufgetretenes Symptom mit Krankheitswert angesprochen, sondern vielmehr auf eine Konstitution hingewiesen, die zur Diarrhoe neigt.

Eine derartige Konstitution wird ein Überwiegen des Nerven-Sinnes-Poles aufweisen mit einem Astralleib, der nerven-sinnes-artig über den Ätherleib dominierend auf den Physischen Leib wirkt.

Die Übung des Lautes N wird entsprechend den Ätherleib stärken, sodass dieser dem dominierenden Astralleib ein Gegengewicht gibt und dessen Durchgreifen auf den Physischen Leib verhindert. Zudem wird der Astralleib veranlasst, seine nerven-sinnes-artige Tätigkeit aus dem Darmtrakt zu lösen und im Nerven-Sinnes-System, wo sie ihren angemessenen Platz hat, zu entfalten.

Die Lautbewegung SCH

Als letzter Laut wird nun noch das SCH angeführt. Für die Wirkung der SCH-Bewegung wird angegeben:

> «Und man hat in dieser Bewegung etwas, was auch wieder in entsprechenden Fällen – man kann ja die Bewegung durch-

aus kombinieren – ganz besonders auf diejenigen Partien, die Anfangspartien sind, auf den Magen bezogen, auf die Anfangspartien eines Darmorganismus wirkt, also wenn jemand namentlich eine als solche schwache Verdauung hat, dass ihm die Speisen im Magen liegen bleiben. Ich habe bei anderer Gelegenheit schon auf Ähnliches aufmerksam gemacht. Das ist ja insbesondere auch bei der H-Bewegung, aber bei dieser SCH-Bewegung kommt es namentlich darauf an, dass man achtgibt, ob sich zum Beispiel Magensäure leicht entwickelt und dergleichen, und man wird dann diese SCH-Bewegung ausführen lassen.»[136]

Wie die H-Bewegung wirkt auch die SCH-Bewegung auf die ausdrücklich als Anfangspartien des Darm-Traktes beschriebene Magengegend. Gleich wird aber präzisiert, dass man für die Indikation der SCH-Bewegung auf die Bildung der Magensäure achtgeben müsse.

Während die H-Bewegung mehr die Darmbewegung reguliert, wirkt die SCH-Bewegung auf die Drüsentätigkeit des Magens.

Der Hinweis auf die schwache Verdauung und das lange Liegenbleiben der Speisen im Magen deutet mehr auf eine zu geringe Säurebildung hin, wobei der Text aber auch die Situation einer zu starken Säurebildung zulässt. Diesmal wird nicht von Regulierung, Stärkung oder Anregung gesprochen, sondern von Wirkung.

Die Bildung der Magensäure als Bestandteil des Magensaftes ist eine Folge der astralischen Wirksamkeit. Die Freude auf ein bevorstehendes Essen, die Entwicklung des Appetits, als Ausdruck der sympathischen Stimmung des Astralleibes gegenüber der anstehenden Verdauungsaufgabe, wird begleitet durch vermehrte Bildung von Magensaft.

Der Magen ist ein Organ des Astralleibes und steht am Anfang des Verdauungsprozesses, während die Niere an seinem Ende steht.

Die SCH-Bewegung wirkt über den Ätherleib so auf den Astralleib, dass dieser sich verstärkt für den Verdauungsprozess interessiert.

SM – HM

In gewisser Weise rätselhaft ist die Darstellung der Laute S und H im zweiten Vortrag des *Heileurythmiekurses* als ahrimanischer und luziferischer Laut, dem jeweils durch das M die Spitze genommen und das zum Ausgleich geführt werden kann.

In der Lautgestaltung des S und des H kann das Charakteristische des Ahrimanischen und Luziferischen wahrgenommen und empfunden werden. Aber die Frage besteht zu Recht, wie kann der Gesichtspunkt des Ahrimanischen und Luziferischen im Hinblick auf die Darstellung im vierten Vortrag verstanden werden, wenn dort geschildert wird, dass die Laute S, H und M ihre Wirkung auf den Verdauungs- und Stoffwechselprozess ausüben.

Bezüglich dieser Frage kann ein Vortrag vom 29.12.1911 in Hannover, der zum Zyklus *Die Welt der Sinne und die Welt des Geistes* gehört, hilfreich sein.[137]

In diesem grundlegenden Vortrag wird geschildert, wie die Wesensglieder des Menschen durch die Versuchung des Luzifer, die in der Bibel bildhaft dargestellt wird, in ihrem Ineinander- und Zusammenwirken gegenüber der ursprünglichen göttlichen Absicht in Unordnung gekommen sind. Durch den luziferischen Einfluss hat sich das Ich des Menschen verstärkt mit dem Astralleib verbunden und ein Übergewicht erreicht, das dazu führte, dass der Mensch sein Ich vermehrt erlebte und egoistischer geworden ist.

Eine weitere Folge des luziferischen Einflusses ist, dass der Astralleib zu intensiv in den Ätherleib einwirkt und diesen dominiert. Dieses verstärkte Einschlagen des Astralleibs in den Ätherleib war der Anlass für die Vertreibung aus dem Paradies und der dann notwendigen Beschäftigung mit den materiellen Stoffen der Erde, zu der auch die Notwendigkeit der Aufnahme von Nahrung, ihre Verarbeitung und das Sich-zu-eigen-Machen im Organismus gehört.

> «Sie müssen sich nämlich klarmachen: Das, was der Materialismus oftmals als den ganzen Menschen ansieht, das, was eigentlich die Hauptsorge weitaus der meisten Menschen ist – Nahrung aufzunehmen und die Stoffe nach den verschiedenen Organen des Körpers zu tragen –, das ist durch nichts anderes überhaupt vorhanden als dadurch, dass durch den luziferischen Einfluss einmal eine solche Verschiebung stattgefunden hat, die ein Übergewicht des astralischen Leibes über den Ätherleib hervorgerufen hat. D. h., wenn es den Luzifer nicht gegeben hätte am Anfang der Menschheitsentwicklung und der nicht in der charakterisierten Weise den astralischen und den Ätherleib verschoben hätte, so würde der Mensch in der heutigen Weise nicht essen und verdauen und die Stoffe verarbeiten, wie er das tut.»[138]

Das Überwiegen des Astralleibes über den Ätherleib führt zur Zuwendung zur materiellen Welt und bewirkt die Fähigkeit, diese zu verstoffwechseln.

Nun geht die Unordnung des Zusammenwirkens der Wesensglieder aber weiter. Dabei findet man nun nicht, wie man zunächst meinen könnte, als Fortsetzung des jeweiligen Überwiegens des höheren Wesensglieds über das niedere, dass der Ätherleib zu stark den Physischen Leib dominiert. Sondern als Folge des starken Einschlagens des Astralleibes in den Ätherleib kommt es zu einer Gegenreaktion des Ätherleibes, die einerseits nun zu einem Überwiegen desselben gegenüber dem Astralleib führt und zum anderen zu einer nicht genügenden Durchdringung des Physischen Leibes, sodass dieser gegenüber dem Ätherleib dominiert.

Das Prädominieren des Physischen Leibes zeigt sich in den Sinnesorganen, während das Überwiegen des Ätherleibes gegenüber dem Astralleib seinen Ausdruck in den Drüsenabsonderungen findet.

In dem Zusammenwirken des Ätherleibes und Astralleibes können wir ein polares Geschehen wahrnehmen. Zum einen wirkt der Astralleib zu stark in das Ätherische hinein, das zur Nahrungsaufnahme, zum Appetit an der Welt und den Verdauungsprozessen führt. Zum anderen wirkt der Ätherleib zu stark auf den Astralleib, was die Drüsensekretion bewirkt, die wir auch im besonderen Maße im Bereich des Verdauungstraktes finden.

Dem luziferischen Einschlag, dem Überwiegen des Astralleibes gegenüber dem Ätherleib, kommen die Stoffwechselprozesse, das Überwiegen des Ätherleibes gegenüber dem Astralleib, entgegen, in denen nun Ahriman wirkt. So begegnen sich in diesem Zusammen- und Aufeinanderwirken des Astralleibes und des Ätherleibes Luzifer und Ahriman.

> «Davon ging aller luziferische Einfluss aus, dass dem Ich luziferische Kraft zugefügt worden ist, dass dieses Ich sich unrein vermischt hat mit Denken, Fühlen und Wollen und dann das luziferische Übergewicht erhalten hat über den Astralleib. Dadurch hat der Astralleib erst wiederum seinerseits

sein Übergewicht über den Ätherleib erlangt. Und jetzt war das Gleichgewicht im Menschen gestört. Das ist so, sehen Sie, wie wenn durch den luziferischen Einfluss ein Schlag ausgeübt worden wäre auf den Astralleib; der seinerseits setzt das fort und hat sein Übergewicht über den Ätherleib. Aber da geht es nicht weiter. Der Ätherleib setzt nicht einfach den Schlag wieder fort. Das ist so, wie wenn Sie auf eine elastische Kugel aufschlagen: Da kommen Sie mit dem Schlag bis zu einer gewissen Grenze, dann gibt die Kugel das zurück. Wir können sprechen vom Überschuss des Astralleibes über den Ätherleib; dann dreht sich die Geschichte um: Jetzt kriegt der Ätherleib über den Astralleib ein Übergewicht, er schnappt zurück, schnellt wiederum zurück. Das ist das umgekehrte Übergewicht, hier bei 2. Und dann folgt das Übergewicht des Physischen Leibes über den Ätherleib. Diese beiden schlagen zurück. Warum schlagen sie zurück? Aus dem Grunde, weil, während hier Luzifer gewirkt hat, um hineinzuschlagen, von der anderen Seite im Physischen Leib und Ätherleib Ahriman zurückschlägt. Sodass tatsächlich hier in der Mitte, wo auf der einen Seite das Übergewicht des Ätherleibes über den Astralleib und des Physischen Leibes über den Ätherleib, und auf der anderen Seite das Übergewicht des Astralleibes über den Ätherleib und des Ich über den Astralleib ist, zusammenprallen Ahriman und Luzifer. Da kommen sie zusammen. Es gibt im Menschen einen Mittelpunkt, wo sich begegnen in seiner eigenen Wesenheit Luzifer und Ahriman. Da hat der Mensch Gelegenheit, entweder mit dem Luzifer hinzuschwingen und den Astralleib tiefer in den Ätherleib einzubohren, als das gut ist, oder aber er hat Gelegenheit, die Stoßkraft des Ahrimans aufzunehmen und den Ätherleib tiefer in den Astralleib hineinschlagen zu lassen, als es richtig und regelmäßig ist. Mit solchen Kraftwirkungen haben wir es zu tun.»[139]

Mit der eurythmischen H-Bewegung wird die luziferische Seite, der Appetit auf die Welt, die Nahrungsverarbeitung verstärkt. Der Astralleib intensiviert seine dominierende Wirkung über den Ätherleib und impulsiert diesen.

Der Magen ist ein Organ des Astralleibes und wird entsprechend in seiner Tätigkeit, dem Beginn der Verdauung der Nahrungsstoffe, gestärkt, was sich dann fortsetzt über die Beförderung der Speisen aus dem Magen in den Dünndarm und der dort weitergehenden Verdauung.

Umgekehrt wird in der S-Bewegung der ahrimanische Einfluss gestärkt. Der Ätherleib wird gegenüber dem Astralleib kräftiger, dominierend und wirkt einem Überwiegen des Astralleibes im Verdauungsprozess, wie dies sich z. B. in vermehrter Gasbildung, Luftansammlung zeigt, entgegen.

Indem man der H- bzw. S-Bewegung die M-Bewegung folgen lässt, wird dem luziferischen bzw. ahrimanischen Einschlag die Spitze genommen. Dieser wird abgemildert.

Das M führt entsprechend das Zusammenwirken von Astralleib und Ätherleib in die Mitte. Man kann auch weitergehen und sagen: Die M-Bewegung bringt Luzifer undAhriman in ihrem Wirken im menschlichen Organismus in das richtige Verhältnis.

Alle diese im vierten Vortrag des Heileurythmiekurses eingeführten Konsonanten werden durch teils komplizierte Beinstellungen, Sprünge und Bewegungen mit Beachtung der Geschwindigkeit, teils mit beschleunigter, oder langsamer, bis zur rhythmischen Ausführung, begleitet. Offensichtlich sind diese wesentlich für die angegebenen spezifischen Wirkungen auf den Magen-Darm-Trakt und den Verdauungsprozess.

Medikamentöse Therapie und Heileurythmie in der Hand des Arztes

Im fünften Ärztevortrag wird auf die Prozesse der Außenwelt verwiesen, die den Vorgängen im Innern entsprechen. Und es werden Substanzen bezeichnet, die es dem Ich und dem Astralleib ermöglichen, ihre Tätigkeit im Verdauungs- und Stoffwechselsystem zu regulieren. Dies ist die Sichtweise des Arztes.

Im vierten Vortrag des *Heileurythmiekurses* wird dagegen darauf hingewiesen, dass durch die regelmäßige Durchführung der angegebenen Konsonantenbewegungen die Verbindung der Wesensglieder Ich und Astralleib mit dem Ätherleib im Verdauungsprozess über den Ätherleib reguliert werden, was dann auf den physischen Organismus und die Verdauungsprozesse zurückwirkt. Dies ist die Sichtweise der Heileurythmie.

Der Arzt sucht den Zusammenhang des Menschen mit der äußeren Welt, der Natur. In den äußeren Naturprozessen kann er die Gesetzmäßigkeit erkennen, die im Innern den Krankheitsprozessen zugrunde liegen; und er findet in der Natur die Heilmittel, die, als Medikament zubereitet, den Krankheitsprozessen entgegenwirken. Dies ist der Weg, den Paracelsus lehrt, wenn er die Natur als Apotheke Gottes beschreibt.

Der Weg, der zur Heileurythmie führt, sucht den Zusammenhang des Menschen mit dem Kosmos. Er beschreibt den

Ätherleib und die Bildekräftewirksamkeit im Menschen in Gesundheit und Krankheit. In der Heileurythmie werden diese Kräfte vom Ich des Menschen ergriffen und im wiederholenden Üben so gezielt gestärkt, dass über die gesundenden Kräfte des Ätherleibes die Wesensglieder ihr richtiges Verhältnis im Zusammenwirken wiederfinden und Krankheitsprozesse aufgelöst werden können.

Das Medikament stammt aus der Natur, der Welt des Gewordenen und wird gefunden durch die Erkenntnis der Verwandtschaft des Krankheitsprozesses mit den Naturerscheinungen.

Die heileurythmische Übung stammt aus der Welt des Werdens, die dem Kosmos entspricht, und wird gefunden durch die Erkenntnis der gesunden Prozesse im Innern.

Natur und Kosmos werden über den Menschen wieder zusammengeführt.

Damit kommt durch die Heileurythmie etwas vollkommen Neues in die Medizin. Der Weg der Medizin und des Arztes war bisher geprägt durch die Gedankenentwicklung des Menschen, die vom Erleben des Geistigen in alten Zeiten zum heutigen am Physischen orientierten Denken vorgeschritten ist.

Nun kommt dem Arzt, in seiner weiteren Entwicklung in der Nachfolge des Zeitgeistes Michael zurück zum Geistigen über den Willen, eine Therapieform entgegen, die ihre Begründung bereits im Ätherleib hat, der erst in der Zukunft die Grundlage der Medizin sein wird.

Der Verdauungsprozess und der Wille

Indem die konsonantierenden Bewegungen regulierend auf das Stoffwechselsystem wirken, wird davon ausgehend auch eine Wirkung auf das Rhythmische System erreicht. Zu Beginn des vierten Vortrags wird ausgeführt:

> «Meine lieben Freunde, die Vokale eurythmisch wirken durchaus, wie wir gesehen haben, mehr oder weniger unmittelbar auf den rhythmischen Organismus. Bei den konsonantischen eurythmischen Bewegungen handelt es sich darum, dass ja allerdings auch auf den rhythmischen Organismus gewirkt wird, jedoch auf dem Umweg durch den Gliedmaßen-Stoffwechselorganismus.»[140]

Nun kommt diesem Übergang vom Stoffwechselsystem zum Rhythmischen System noch eine besondere Bedeutung zu.

Im sechsten Vortrag des *Heileurythmiekurses* stellt Rudolf Steiner die etwas provokante Frage: Was ist eigentlich die Verdauungstätigkeit? Und beantwortet sie zugleich mit einer überraschenden, aber wesentlichen Feststellung:

> «Was ist eigentlich, jetzt am lebendigen Menschen betrachtet, die Verdauungstätigkeit? Sie ist Stoffwechseltätigkeit, die nach dem Rhythmischen hin stößt, nach dem Rhythmischen hin sich entfaltet. Verdauungstätigkeit ist Stoffwechsel, der gewissermaßen aufgefangen wird von dem Rhythmus der Zirkulationsorgane. Es spielt sich ja fortwährend ein Prozess ab, der eine Zusammensetzung ist aus der Stoffwechseltätigkeit in der Gewebeflüssigkeit. Und dasjenige, was sich abspielt als Stoffwechseltätigkeit in der Gewebeflüssigkeit, das wird, indem der Rhythmus heranschlägt, selber von diesem Rhythmus der Zirkulationsorgane mitgenommen, mitgerissen, und es geht die mehr chaotische Tätigkeit, das Chaos,

das stattfindet in den Regungen der Gewebeflüssigkeit, das geht über in den Rhythmus des Zirkulationssystems. Und in so etwas, wo das Chaos der Gewebeflüssigkeit übergeht in die regelmäßige rhythmische Betätigung des Zirkulationssystems, in dem lebt sich ja physisch aus dasjenige, was menschliche Willenstätigkeit ist. Willenstätigkeit – die man wiederum jetzt genau unterscheiden muss vom äußeren Tun, obwohl sie sich in dieses äußere Tun ergießt –, die besteht darinnen, dass ein fortwährender Übergang stattfindet zwischen chaotischer Regsamkeit in der Gewebeflüssigkeit und rhythmisch-regelmäßiger Tätigkeit, auch harmonisierender Tätigkeit in dem Zirkulationswesen.»[141]

Auf den Willen wird da hingewiesen. Im Übergang des chaotischen Stoffwechsels in das Rhythmische System, das Zirkulationssystem, lebt der Wille. Diesem Übergang entspricht auch der Bereich des Übertritts durch die Darmwand, des Übergangs der Nahrung aus dem Darmlumen in das Blut. Dies ist auch der Ort, an dem wir die Lokalisation des darmassoziierten Immunsystems gefunden haben. In dem Immunsystem haben wir zudem auf der Organismusebene die Fähigkeit des sich Entwickelns zur Freiheit gesehen. In diesem Bereich wirken wir in der Heileurythmie im Konsonantieren. Übergeordnet spricht Rudolf Steiner im dritten Vortrag aus:

«Der Wille entwickelt sich langsam. Und Eurythmisieren ist zunächst auch, abgesehen von allem Übrigen, ein Versuch, den Willen wiederum hineinzubringen in die ganze Menschheitsentwicklung.»[142]

Die Eurythmie ist ein Beitrag zur Entwicklung der Menschheit und die Heileurythmie für den individuellen Menschen in einer Krankheitssituation.

Betrachten wir nun nochmals den Beginn unserer Ausführungen. Wir verfolgten die Menschheitsentwicklung, wie sie sich auf der Leiter der Gedankenentwicklung vom Erleben der Gedanken im Ich, dem Erleben der Gedanken im Astralleib während der babylonischen Kulturepoche, dem Erleben der Gedanken im Ätherleib in der Zeit der Griechen, bis zum Erleben der Gedanken im Physischen Leib in unserer heutigen Zeit, vollzog.

Diese Entwicklung geschah gesetzmäßig, und die Menschen entfernten und entfremdeten sich dabei immer mehr von dem Geistigen, bis wir heute nurmehr in der Welt das Werk, das Gewordene, ohne die göttlichen schaffenden Kräfte wahrnehmen können.

Dafür haben wir die Freiheit errungen. Und in dieser Freiheit stehen wir vor der Entscheidung, welchen weiteren Entwicklungsweg wir beschreiten wollen. Bleiben wir der materiellen Welt verhaftet und folgen Ahriman, oder schließen wir uns als Schüler dem Zeitgeist Michael an, der uns auf den Bahnen des Willens den Entwicklungsweg zurück zu dem Geistigen zeigt.

Die Anthroposophie ist ein solcher Weg. Er führt uns von der physischen Welt, der Welt des Gewordenen, zur Welt des Ätherischen, des Werdenden.

Wenn Rudolf Steiner darauf hinwies, dass er, wenn er ein Medizinstudium einzurichten hätte, mit der Darstellung des Magen-Darm-Traktes und der Verdauungsprozesse beginnen würde, da man da mit dem heutigen Denken noch am ehesten zurechtkäme, so bringt er zum Ausdruck, dass er den Schüler da anzusprechen gedenkt, wo er in seiner Entwicklung steht, in der Welt des Physischen. Aber in diese Welt greift die ätherische Welt ein, und je weiter der Verdauungsprozess getrieben wird, je näher er dem Zirkulationssystem kommt, umso evidenter wird die ätherische Wirksamkeit.

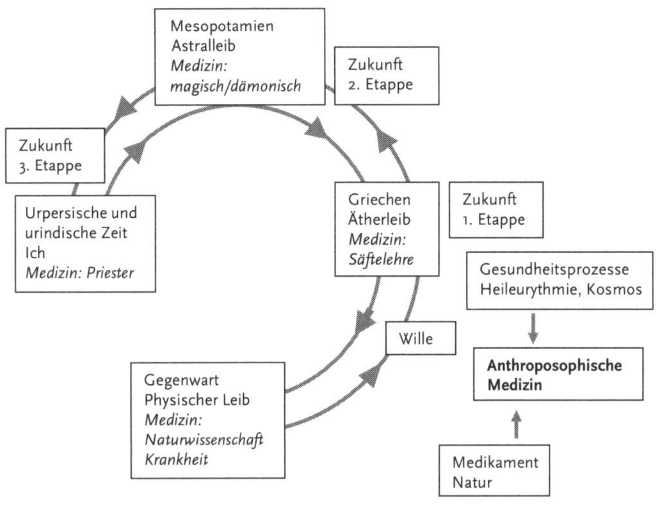

Abb. 33: Die Anthroposophische Medizin im vergangenen und zukünftigen Strom der Medizingeschichte.

So können wir die Verdauungsprozesse als ein Beispiel für den Weg von der physischen Welt zu der des Ätherischen ansehen und verstehen.

Im Bereich der Ätherwelt, die über das Zirkulationssystem im Organismus wirkt, haben wir auch den Gesundungskräftequell zu sehen.

Anthroposophische Medizin ist somit eine Medizin, die vornehmlich die Gesundungsprozesse im Auge hat, während sich charakteristischerweise unsere heutige naturwissenschaftliche Medizin an den Krankheitsprozessen orientiert.

Der zweite Ärztekurs und der Heileurythmiekurs gehören zusammen. Die Heileurythmie wurde den Ärzten, die den medizinischen Strom in die Zukunft lenken wollten, gegeben.

In der Heileurythmie ist die Lautwelt, die alle Möglichkeiten in sich trägt, das Urwort, die «Amme allen Werdens», präsent. Indem der Mensch mit seinem Ich diese Lautwelt ergreift und mit seinem Willen in sie eintaucht, wird er selbst schöpferisch tätig. Um mit Paracelsus zu sprechen: Das Licht der Natur wird wirksam.

Wie die Welt der Laute alle Möglichkeiten im Status nascendi in sich trägt, so zeigt die uns umgebende Natur diese Möglichkeiten in ihrer vollendeten Erscheinung. Beides gehört zusammen, wie Anfang und Ende eines Prozesses. Wie das Samenkorn und die gereifte Pflanze, wie der Gedanke und das ausgesprochene Wort.

So gehören Medikament und Heileurythmie-Übung zusammen. Wenn sie richtig aufeinander abgestimmt sind, so verstärken sie sich in ihrer Wirkung.

Heileurythmie ohne Bezug zur Medizin und ärztlicher Sichtweise ist nicht denkbar. Der Boden wäre dann gleichsam entzogen. Luftschlösser, Wunschvorstellungen entstehen, und man verfällt dem luziferischen Element.

Wenn sich die Anthroposophische Medizin weiterentwickelt hat, wenn in ihr das paracelsische «Licht der Natur» leuchtet, wenn sie sich auf die Gesetzmäßigkeit und die Erkenntnisse des Ätherleibes so stützen kann, wie sich die heutige naturwissenschaftliche Medizin auf die Erkenntnisse und Gesetzmäßigkeit des Physischen Leibes, dann wird die Heileurythmie die Anthroposophische Medizin wesentlich mitbestimmen und für die Patienten ein therapeutischer Segen sein.

Anmerkungen

Rudolf Steiner zitiert nach der im Rudolf Steiner Verlag, Dornach/Schweiz, erscheinenden Gesamtausgabe (GA). Die angegebenen Seitenzahlen beziehen sich auf die zitierten Buchausgaben.

1 Rudolf Steiner/Ita Wegman, *Grundlegendes für eine Erweiterung der Heilkunst nach geisteswissenschaftlichen Erkenntnissen*, GA 27, Dornach [7]1991.
2 Rudolf Steiner, *Physiologisch-Therapeutisches auf Grundlage der Geisteswissenschaft*, GA 314, Dornach [4]2011, 2. Vortrag vom 27.10.1922, S. 109.
3 Ebenda, S. 115.
4 Heinrich Schipperges, *Rudolf Virchow*, Rowohlt Taschenbuch Verlag 1994, S. 7.
5 Heinrich Schipperges, *Homo patiens. Zur Geschichte des kranken Menschen*, Piper 1985, S. 159.
6 Heinrich Schipperges, *Rudolf Virchow*, Rowohlt Taschenbuch Verlag 1994, S. 59.
7 Heinrich Schipperges, *Der Arzt von morgen*, Severin und Siedler Berlin 1982, S. 48.
8 http://de.wikipedia.org/wiki/Bernhard_Naunyn (zuletzt aufgerufen: 28.4.2015).
9 Rudolf Steiner, *Die Anthroposophie und ihre Gegner*, GA 255b, Dornach 2003, S. 326.
10 Erklärung von Alma-Ata http://www.euro.who.int/__data/assets/pdf_file/0017/132218/e93944G.pdf (zuletzt aufgerufen: 10.6.2015).
11 Rudolf Steiner, *Anthroposophische Leitsätze*, GA 26, Dornach [10]1998, Leitsatz 1, S. 14.
12 Zitiert aus Joachim Illies: «Die Sonderstellung des Menschen im Licht der Evolutionstheorie», in: *Kindlers Enzyklopädie*, «Natur

und Geisteswissenschaft der Menschheit», 1981, Band IV, S. 24.

13 Rudolf Steiner, *Anthroposophische Leitsätze*, GA 26, Dornach [10]1998, Leitsätze 103-105, S. 80-81.

14 Ebenda, Leitsätze 112-113, S. 99.

15 Rudolf Steiner, *Menschenwerden, Weltenseele und Weltengeist*, Erster Teil, GA 205, Dornach [2]1987, 7. Vortrag vom 3.7.1921, S. 131.

16 Rudolf Steiner, *Individuelle Geistwesen und ihr Wirken in der Seele des Menschen*, GA 178, Dornach [4]1992, 3. Vortrag vom 25.11.1917, S. 218 f.

17 Sergej O. Prokofieff, *Menschen mögen es hören. Das Mysterium der Weihnachtstagung*, Verlag Freies Geistesleben, Stuttgart 2002, S. 7.

18 Rudolf Steiner, *Menschenwerden, Weltenseele und Weltengeist*, Erster Teil, GA 205, Dornach [2]1987, 2. Vortrag vom 28.6.1921, S. 33 f.

19 Ebenda, S. 37.

20 Heinrich Schipperges, *Moderne Medizin im Spiegel der Geschichte*, Georg Thieme Verlag, Stuttgart 1970, S. 61.

21 Rudolf Steiner, *Menschenwerden, Weltenseele und Weltengeist*, Erster Teil, GA 205, Dornach [2]1987, 3. Vortrag vom 24.6.1921, S. 67.

22 Rudolf Steiner, *Die Naturwissenschaft und die weltgeschichtliche Entwicklung der Menschheit seit dem Altertum*, GA 325, Dornach [2]1998, 3. Vortrag vom 23.5.1921, S. 125 f.

23 Ebenda, S. 122.

24 Richard Toellner, *Illustrierte Geschichte der Medizin*, 6 Bände, Deutsche Ausgabe Andreas & Andreas, Verlagsanstalt Vaduz, 1992, Band 1, S. 95.

25 Heinrich Schipperges, *Homo patiens. Zur Geschichte des kranken Menschen*, Piper 1985, S. 49.

26 Richard Toellner, *Illustrierte Geschichte der Medizin*, 6 Bände, Deutsche Ausgabe Andreas & Andreas, Verlagsanstalt Vaduz, 1992, Band 1, S. 116.

27 Heinrich Schipperges, *Homo patiens. Zur Geschichte des kranken Menschen*, Piper 1985, S. 46 f.

28 Rudolf Steiner, *Die Naturwissenschaft und die weltgeschichtliche Entwicklung der Menschheit seit dem Altertum*, GA 325, Dornach [2]1998, 2. Vortrag vom 22.5.1921, S. 110 f.

29 Ebenda, 3. Vortrag vom 23.5.1921, S. 123.

30 Ebenda, S. 122.

31 Hans Queisser, *Kristalline Krisen*, Piper 1985, S. 7; S. 69; S. 70.

32 Rudolf Steiner, *Menschenwerden, Weltenseele und Weltengeist*, Erster Teil, GA 205, Dornach [2]1987, 2. Vortrag vom 28.6.1921, S. 40.

33 Platon, *Sämtliche Werke*, III. Band, *Timaios*, Verlag Lambert Schneider Berlin, S. 131.

34 Ebenda, S. 132.

35 Ebenda, S. 134.

36 Bibliographisches Institut & F. A. Brockhaus AG, 2007.

37 Willem F. Daems, *Denn der Himmel ist der Mensch und der Mensch ist der Himmel*, Basel 1993, S. 95.

38 Rudolf Steiner, *Eurythmie als sichtbare Sprache*, GA 279, Dornach [5]1990, 1. Vortrag vom 24.6.1924, S. 57.

39 Rudolf Steiner, *Geisteswissenschaftliche Grundlagen zur Therapie*, GA 313, Dornach [5]2001, 1. Vortrag vom 11.4.1921, S. 10.

40 Ernst Marti, *Die vier Äther*, Stuttgart [3]1981.

41 Ernst Marti, *Das Ätherische*, Basel 1989.

42 Bernd Roßlenbroich, *Die rhythmische Organisation des Menschen*, Verlag Freies Geistesleben, Stuttgart, 1994, S. 36.

43 Bernd Roßlenbroich, *Die rhythmische Organisation des Menschen*, Verlag Freies Geistesleben, Stuttgart, 1994, S. 37.

44 Rudolf Steiner/Ita Wegman, *Grundlegendes für eine Erweiterung der Heilkunst*, GA 27, Dornach [7]1991, S. 50.

45 Ebenda, S. 51.

46 Ebenda, S. 51.

47 Rudolf Hauschka, *Substanzlehre*, Vittorio Klostermann Frankfurt am Main, 8. Auflage 1981, S. 75.

48 Rudolf Steiner, *Geisteswissenschaftliche Gesichtspunkte zur Therapie*, GA 313, Dornach [5]2001, 4. Vortrag vom 14.4.1921, S. 70 f.

49 Rudolf Steiner, *Geisteswissenschaftliche Grundlagen zum Gedeihen der Landwirtschaft*, GA 327, Dornach [8]1999, 2. Vortrag vom 10.6.1924, S. 51 f.

50 Rudolf Steiner, *Geisteswissenschaftliche Grundlagen zum Gedeihen der Landwirtschaft*, GA 327, Dornach [8]1999, 5. Vortrag vom 13.6.1924.

51 Ehrenfried Pfeiffer in: *Wir erlebten Rudolf Steiner – Erinnerungen seiner Schüler*, Stuttgart [7]1988. Zit. aus: *Der Merkurstab – Beiträ-*

ge zu einer Erweiterung der Heilkunst, 43. Jahrgang 1990/Heft 4, S. 283.

52 Krankenkassen-Studie über Ernährungssünden, «So essen die Deutschen»: http://www.sueddeutsche.de/gesundheit/krankenkassen-studie-ueber-ernaehrungssuenden-so-essen-die-deutschen-1.1606069 (zuletzt aufgerufen: 28.4.2015).

53 Rudolf Hauschka, *Ernährungslehre,* Vittorio Klostermann, Frankfurt am Main, [7]1979, S. 101.

54 Ebenda, S. 45.

55 Ehrenfried Pfeiffer in: *Wir erlebten Rudolf Steiner – Erinnerungen seiner Schüler,* Stuttgart [7]1988. Zit. aus: *Der Merkurstab – Beiträge zu einer Erweiterung der Heilkunst,* 43. Jahrgang 1990/Heft 4, S. 283.

56 Rudolf Steiner, *Geistige Zusammenhänge in der Gestaltung des menschlichen Organismus*, GA 218, Dornach [3]1992, Vortrag vom 22.10.1922, S. 70.

57 Rudolf Steiner, *Physiologisch-Therapeutisches auf Grundlage der Geisteswissenschaft*, GA 314, Dornach [4]2011, Vortrag vom 27.10.1922, S. 117.

58 Rudolf Steiner, *Die Brücke zwischen der Weltgeistigkeit und dem Physischen des Menschen*, GA 202, Dornach [4]1993, Vortrag vom 19. 12.1920, S. 212.

59 Rudolf Steiner, *Physiologisch-Therapeutisches auf Grundlage der Geisteswissenschaft*, GA 314, Dornach [4]2011, 2. Vortrag vom 27.10.1922, S. 109 ff.

60 Ebenda, S. 120.

61 Ebenda, S. 123.

62 Ebenda, S. 123 f.

63 Andreas Goyert, *Die Leber – Organ des Lebens*, Gesundheit aktiv, Unterlengenhardt 2009.

64 Rudolf Steiner, *Geisteswissenschaftliche Gesichtspunkte zur Therapie*, GA 313, Dornach [5]2001, 5. Vortrag vom 15.4.1921, S. 92.

65 Willem F. Daems, *Denn der Himmel ist der Mensch und der Mensch ist der Himmel*, Verlag am Goetheanum, Dornach 1993, S. 95.

66 Rudolf Steiner, *Geisteswissenschaftliche Gesichtspunkte zur Therapie*, GA 313, Dornach [5]2001, 4. Vortrag vom 14.4.1921, S. 75.

67 Rudolf Steiner, *Geisteswissenschaft und Medizin*, GA 312, Dornach ^{7}1999, 8. Vortrag vom 28.3.1920, S. 167.

68 Rudolf Steiner, *Physiologisch-Therapeutisches auf Grundlage der Geisteswissenschaft*, GA 314, Dornach ^{4}2011, 3. Vortrag vom 27.10.1922, S. 131 ff.

69 Rudolf Steiner, *Geistige Zusammenhänge in der Gestaltung des menschlichen Organismus*, GA 218, Dornach ^{3}1992, 2. Vortrag vom 22.10.1922, S. 73 f.

70 Rudolf Steiner/Ita Wegman, *Grundlegendes für eine Erweiterung der Heilkunst*, GA 27, Dornach ^{7}1991, S. 67.

71 Rudolf Steiner, *Geisteswissenschaftliche Gesichtspunkte zur Therapie*, GA 313, Dornach ^{5}2001, 1. Vortrag vom 11.4.1921, S. 15.

72 Rudolf Steiner, *Geisteswissenschaft und Medizin*, GA 312, Dornach ^{7}1999, 4. Vortrag vom 24.3.1920, S. 89.

73 J. Schulze, U. Sonnenborn, T. Ölschläger, W. Kruis, *Probiotika*, Sonderausgabe, Georg Thieme Verlag, Stuttgart/New York 2008, S. 3.

74 J. Schulze, U. Sonnenborn, T. Ölschläger, W. Kruis, *Probiotika*, Sonderausgabe, Georg Thieme Verlag, Stuttgart/New York 2008, S. 44.

75 M. Schiemann, U. Sonnenborn, J. Schulze, H. Müller, *125 Jahre E. Coli – Bedeutung in Forschung und Medizin*, hrsg. von der Alfred-Nissle-Gesellschaft e.V., 2010, S. 25.

76 H. Werner, W. R. Heizmann, P. C. Döller, *Medizinische Mikrobiologie*, Schattauer Verlag, Stuttgart/New York 1991, S. 76.

77 J. Schulze, U. Sonnenborn, T. Ölschläger, W. Kruis, *Probiotika*, Sonderausgabe, Georg Thieme Verlag, Stuttgart/New York 2008, S. 12.

78 G. Schöllmann, K. Zimmermann, *Intestinale Mikroflora und Immunsystem*, Edition Materia Medica, Forum Medizin 1997, S. 18.

79 J. Schulze, M. Schiemann, U. Sonnenborn, *120 Jahre E. Coli – Bedeutung in Forschung und Medizin*, Alfred-Nissle-Gesellschaft e.V., 2006, S. 18.

80 U. Sonnenborn, R. Greinwald, *Beziehungen zwischen Wirtsorganismus und Darmflora*, Schattauer Verlag. Stuttgart/New York 1991, S. 17.

81 J. Schulze, U. Sonnenborn, T. Ölschläger, W. Kruis, *Probiotika*,

Sonderausgabe, Georg Thieme Verlag, Stuttgart/New York 2008, S. 31.

82 C. Vetter, Bericht zum Falk-Workshop «Der Darm und die Leber» in Bonn, *Deutsches Ärzteblatt* | Jg. 107 | Heft 10 | 12. März 2010.

83 J. Hacker, U. Dobrindt, L. Emödy, «Wie Bakterien kommunizieren: Quorum sensing und Crosstalk in bakteriellen Lebensgemeinschaften», in: *Symposiumband zum 4. Interdisziplinären Symposium, «Darmflora in Symbiose und Pathogenität»*, Berlin 10. bis 11. November 2000, Alfred-Nissle-Gesellschaft e.V., 2001, S. 74.

84 «Substanz im Stallstaub schützt vor Allergien», Bericht in: *Ärztezeitung* vom 21.7.2010.

85 J. Schulze, U. Sonnenborn, T. Ölschläger, W. Kruis, *Probiotika*, Sonderausgabe, Georg Thieme Verlag, Stuttgart/New York 2008, S. 176.

86 Alm J. S., Swartz J., Lilja G. et al., «Atopy in children of families with an anthroposophic lifestyle», *The Lancet*, 1999; 353: 1485-1488.

87 H. Floristrup, J. Swartz et al., «Allergien und Sensibilisierung bei Waldorfschülern», *Der Merkurstab*, 2006 / Heft 4, S. 308-315.

88 J. Schulze, U. Sonnenborn, T. Ölschläger, W. Kruis, *Probiotika*, Sonderausgabe, Georg Thieme Verlag, Stuttgart/New York 2008, S. 149.

89 Diether G. R. Findeisen, Lothar Pickenhain, *Immunantwort und Psyche*, S. Hirzel, Wissenschaftliche Verlagsgesellschaft, Stuttgart 1990.

90 U. Kropiunigg, *Psyche und Immunsystem*, Springer Verlag, Wien/New York 1990, S. 58.

91 Rudolf Steiner, *Heileurythmiekurs*, GA 315, Dornach [5]2003, Vortrag in Dornach 18. April 1921, S. 98.

92 Rudolf Steiner, *Mysterienwahrheiten und Weihnachtsimpulse*, GA 180, Dornach [2]1980, 6. Vortrag vom 30.12.1917, S. 93 f.

93 Rudolf Steiner, *Anthroposophie als Kosmosophie II*, GA 208, Dornach [3]1992, 16. Vortrag vom 29.10.1921.

94 Rudolf Steiner, *Geisteswissenschaftliche Gesichtspunkte zur Therapie*, GA 313, Dornach [5]2001, 1. Vortrag vom 11.4.1921.

95 Rudolf Steiner, *Geisteswissenschaftliche Grundlagen zum Gedeihen der Landwirtschaft*, GA 327, Dornach ^{8}1999, 8. Vortrag in Koberwitz, 16.6.1924, S. 200 f.

96 Rudolf Steiner, *Geisteswissenschaft und Medizin*, GA 312, Dornach ^{7}1999, 4. Vortrag in Dornach vom 24.3.1920, S. 85.

97 Christine Schütt, Barbara Bröker, *Grundwissen Immunologie*, Spektrum Akademischer Verlag, Heidelberg ^{3}2011, S. 36 f.

98 «V(D)J-Rekombination» siehe: http://de.wikipedia.org/wiki/V%28D%29J-Rekombination (zuletzt aufgerufen: 10.6.2015).

99 Rudolf Steiner, *Das Zusammenwirken von Ärzten und Seelsorgern*, GA 318, Dornach ^{4}1994, 4. Vortrag vom 11.9.1924, S. 51 f.

100 Rudolf Steiner, *Menschliches Seelenleben und Geistesstreben,* GA 212, Dornach ^{2}1998, 6. Vortrag vom 26.5.1922, S. 114 f.

101 Ebenda, S. 116 f.

102 Johannes W. Rohen, *Morphologie des menschlichen Organismus*, Verlag Freies Geistesleben, Stuttgart ^{3}2007, S. 338.

103 Gabriele Kautzmann, *Krieg in unserem Körper. Wie das Immunsystem unser Leben schützt*, Verlag Zabert Sandmann, München 1998.

104 www.juergenfrey.de (zuletzt abgerufen: 28.4.2015)

105 Heinrich Schipperges, «Der Arzt im Umgang mit Abwehrschwächen und Aufbaukräften», in: Max Josef Zilch, *Immunologie, XI.*, Kumpfmühler Symposium 1989, Jungjohann Verlagsgesellschaft 1990, S. 19.

106 Johannes W. Rohen, *Morphologie des menschlichen Organismus*, Verlag Freies Geistesleben, Stuttgart ^{3}2007, S. 184.

107 Rudolf Steiner, *Die Entstehung und Entwicklung der Eurythmie*, GA 277a, Dornach ^{3}1998, S. 141; 142.

108 Rudolf Steiner, *Eurythmie als sichtbare Sprache*, GA 279, Dornach ^{5}1990, 1. Vortrag vom 24.6.1924, S. 48.

109 Ebenda, S. 46 f.

110 Ebenda, S. 57.

111 Paracelsus, Philosophie der Grossen und der kleinen Welt. Aus der «Astronomia Magna», Schwabe Verlag, Basel 2008, S. 39.

112 Ebenda, S. 73.

113 Paracelsus, Philosophie der Grossen und der kleinen Welt. Aus der «Astronomia Magna», Schwabe Verlag, Basel 2008, S. 93.

114 Ebenda, S. 95.

115 Paracelsus, *Lebendiges Erbe; eine Auslese aus seinen sämtlichen Schriften*, Neudruck der Ausgabe Rascher Verlag Zürich, 1942, Reichl Verlag, St. Goar 2002, S. 11 ff.

116 Paracelsus, Philosophie der Grossen und der kleinen Welt. Aus der «Astronomia Magna», Schwabe Verlag, Basel 2008, S. 90.

117 Rudolf Steiner, *Heileurythmie*, GA 315, Dornach ^{5}2003, 1. Vortrag vom 12.4.1921, S. 17 f.

118 Ernst Marti, *Das Ätherische*, Basel 1989.

119 Nicholas Carr, *Wer bin ich, wenn ich online bin ... und was macht mein Gehirn solange?*, Karl Blessing Verlag, München ^{3}2010.

120 «Der unsichtbare Feind» in: *Die Zeit*, 22.8.2013.

121 Rudolf Steiner, *Geisteswissenschaftliche Gesichtspunkte zur Therapie*, GA 313, Dornach ^{5}2001, 5. Vortrag vom 15.4.1921, S. 95.

122 Rudolf Steiner, *Heileurythmie*, GA 315, Dornach ^{5}2003, 4. Vortrag vom 15.4.1921, S. 56.

123 Margarete Kirchner-Bockholt, *Grundelemente der Heileurythmie*, Philosophisch-Anthroposophischer Verlag am Goetheanum, Dornach 1981, S. 109 f.

124 Hans-Broder von Laue, Elke E. von Laue, *Zur Physiologie der Heileurythmie, Lautgesetze und Therapieordnungen*, Verlag am Goetheanum, Dornach, 2007, S. 59 f.

125 Margarete Kirchner-Bockholt: *Grundelemente der Heileurythmie*, Philosophisch-Anthroposophischer Verlag am Goetheanum, Dornach 1981, S. 142.

126 Rudolf Steiner, *Physiologisch-Therapeutisches auf Grundlage der Geisteswissenschaft*, GA 314, Dornach ^{4}2011, Vortrag vom 28.10.1922, S. 165.

127 Rudolf Steiner, *Anthroposophie als Kosmosophie*, II. Teil, GA 208, Dornach ^{3}1992, 17. Vortrag vom 30.10.1921, S. 111 f.

128 Rudolf Steiner, *Physiologisch-Therapeutisches auf Grundlage der Geisteswissenschaft*, GA 314, Dornach ^{4}2011, Vortrag vom 27.10.1922, S. 120.

129 Rudolf Steiner, *Geisteswissenschaftliche Gesichtspunkte zur Therapie*, GA 313, Dornach ^{5}2001, 6. Vortrag vom 16.4.1921, S. 113.

130 Ebenda, 9. Vortrag vom 18.4.1921, S. 163.

131 Martin-Ingbert Heigl, «Der Laut F und die Eiweißstabilität der ‹Atmenden Organe›», in: *Der Merkurstab* 1990/Heft 5.

132 Rudolf Steiner, *Heileurythmie*, GA 315, Dornach [5]2003, 4. Vortrag vom 15.4.1921, S. 65.
133 Ebenda, S. 60.
134 Ebenda, S. 60 f.
135 Ebenda, S. 61.
136 Ebenda, S. 63.
137 Rudolf Steiner, *Die Welt der Sinne und die Welt des Geistes*, GA 134, Dornach [6]2008, 3. Vortrag vom 29.12.1911.
138 Ebenda, S. 55.
139 Ebenda, S. 61 f.
140 Rudolf Steiner, *Heileurythmie*, GA 315, Dornach [5]2003, 4. Vortrag vom 15.4.1921, S. 56.
141 Ebenda, 6. Vortrag vom 17.4.1921, S. 87.
142 Ebenda, 3. Vortrag vom 14.4.1921, S. 54.

Abbildungen

Die Abbildungen 8 und 9 wurden entnommen aus: A. S. Lyons, R. J. Petrucelli, *Die Geschichte der Medizin im Spiegel der Kunst*, Köln 1980.

Die Abbildung 15 wurde entnommen aus: Johannes W. Rohen, *Morphologie des menschlichen Organismus,* Stuttgart ^{3}2007.

Die Abbildungen 16 und 28 wurden entnommen aus: Sobotta/Becher, *Atlas der Anatomie des Menschen*, München/Berlin 1965.

Die Abbildung 17 wurde entnommen aus: D. Starck, H. Frick, *Repetitorium anatomicum*, Stuttgart ^{11}1967.